ポストコロナ時代の「通いの場」

近藤克則 編

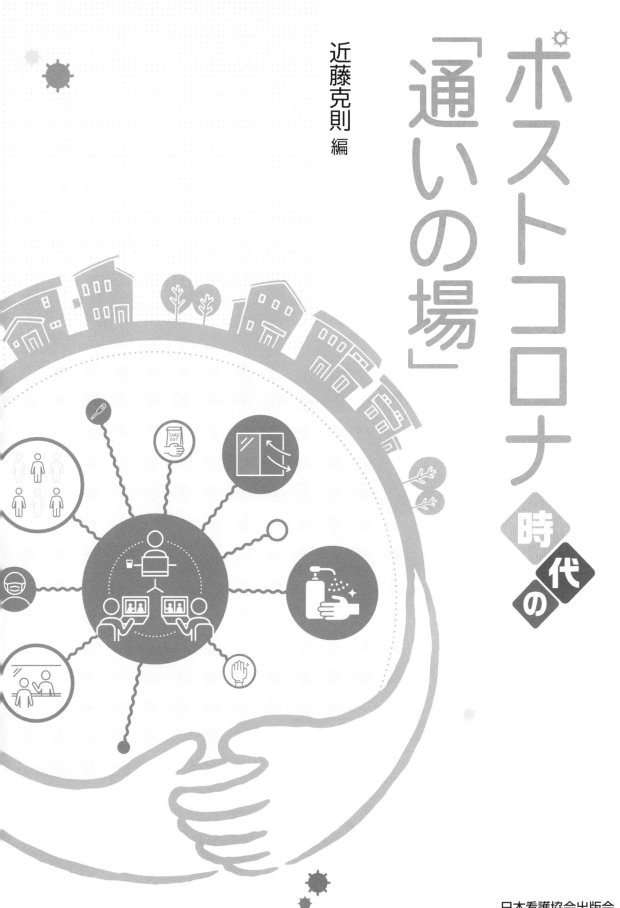

日本看護協会出版会

はじめに

　本書は，好評を得ている『住民主体の楽しい「通いの場」づくり——「地域づくりによる介護予防」進め方ガイド』（日本看護協会出版会，2019）に続く「通いの場」シリーズ第2弾です。

　前著で紹介した方法で，さあ「通いの場」づくりを進めようとしたときに新型コロナウイルス感染症（COVID-19）が流行しました。感染を広げるリスクがあるからと，全国で「通いの場」などの交流を伴う活動が自粛されました。その結果，社会的孤立による健康二次被害が顕在化し，改めて人々の交流や社会参加，そして，「通いの場」の重要性が明らかになりました。

　今回の流行が収まっても，新型感染症は繰り返しやってきます。それに備え，社会のあり方を見直すことが求められている。それが「ポストコロナ時代」です。

　本書は，そんなポストコロナ時代の「通いの場」のあり方を，前著出版後の厚生労働省の動きや方針も受けてまとめました。

　本書の特徴は，下記のとおりです。

　第一に，COVID-19流行による健康二次被害の調査結果，厚生労働省の対応指針，オンライン化をはじめとする全国で試みられた対応策に関する情報を集めました。

　第二に，住民主体の「通いの場」を中核にしつつ，編者も参加した「一般介護予防事業等の推進方策に関する検討会」（厚生労働省）で示された，就労やボランティア活動など，企業も含む多様な主体による，広義の「通いの場」も視野に入れました。

　第三に，上記検討会で示された「PDCAサイクルに沿った取り組み」を進める上で不可欠な「評価」の仕方と，それを踏まえた展開にページを割きました。

　第四に，介護予防だけでなく，防災や保健事業などといった多部署・多分野による連携や，地域共生社会実現の一環として，「通いの場」づくりを位置づけました。

　第五に，これらの考え方だけでなく，横浜市などの大都市から人口1万に満たないまちまで，10を超える市町の具体的な取り組みを紹介しました。

　これらが可能になったのは，研究者と現場の専門職が参加する日本老年学的評価研究（Japan Gerontological Evaluation Study；JAGES）の「通いの場」ワーキンググループが組織されたからです。参加するメンバーが20回を超える研究会で発表し，論議し，論文などとして発表してきた成果を詰め込んでできたのが本書です。

　本書によって，COVID-19のために自粛を余儀なくされた「通いの場」に，新たな可能性を見出してくださる方が増えることを願っています。

謝辞

　本書で紹介した調査・研究や，用いた JAGES のデータベース構築は，多くの研究助成を得られたことで推進できました。記して感謝します。

　私立大学戦略的研究基盤形成支援事業（文部科学省 2009-2013），JSPS 科研費（15H01972，15H04781，15H05059，15K03417，15K03982，15K16181，15K17232，15K18174，15K19241，15K21266，15KT0007，15KT0097，16H05556，16K09122，16K00913，16K02025，16K12964，16K13443，16K16295，16K16595，16K16633，16K17256，16K17281，16K19247，16K19267，16K21461，16K21465，16KT0014，17K04305，17K04306，25253052，25713027，26285138，26460828，26780328，18H03018，18H04071，18H03047，18H00953，18H00955，18KK0057，19H03901，19H03915，19H03860，19K04785，19K10641，19K11657，19K19818，19K19455，19K24060，19K20909，20H00557，21K19635），厚生労働科学研究費補助金（H26-長寿-一般-006，H27-認知症-一般-001，H28-長寿-一般-002，H28-認知症-一般-002，H29-地球規模-一般-001，H30-健危-一般-006，H30-循環器等-一般-004，19FA1012，19FA2001，21FA1012），日本医療開発機構（AMED：JP18dk0110027，JP18ls0110002，JP18le0110009，JP19dk0110034，JP20dk0110034，JP20lk0310073h0001，JP21lk0310073，JP21dk0110037），国立長寿医療研究センター長寿医療研究開発費（20-19，21-20，24-17，24-23，29-42，30-30，30-22），科学技術振興機構（OPERA，JPMJOP1831）

2021 年 11 月

編者　近 藤 克 則

執筆者一覧

編集・執筆

近藤　克則　千葉大学／日本老年学的評価研究機構／国立長寿医療研究センター／日本福祉大学

執筆（執筆順）

小嶋　雅代	国立長寿医療研究センター	児玉　知子	国立保健医療科学院
井手　一茂	千葉大学	塩谷竜之介	千葉大学
尾島　俊之	浜松医科大学／	藤並　祐馬	日本老年学的評価研究機構
	日本老年学的評価研究機構	長嶺由衣子	日本老年学的評価研究機構／
林　　尊弘	星城大学		東京医科歯科大学
飯塚　玄明	千葉大学／	宮國　康弘	日本福祉大学／
	北茨城市民病院附属家庭医療センター		日本老年学的評価研究機構
渡邉　良太	国立長寿医療研究センター／千葉大学	藤原　聡子	東京慈恵会医科大学／千葉大学
中村　廣隆	朝日大学	古賀　千絵	千葉大学
荒木　典子	長崎県松浦市	伊藤　大介	日本福祉大学
山谷麻由美	元長崎県立大学	横山由香里	日本福祉大学
西橋　静香	熊本県御船町	平井　　寛	山梨大学
長谷田真帆	京都大学	大田　康博	日本福祉大学
近藤　尚己	京都大学／日本老年学的評価研究機構	横山芽衣子	千葉大学
大元　慶子	関東学院大学	辻　　大士	筑波大学
森　　優太	千葉大学／花の丘病院	細川　陸也	京都大学
阿部　紀之	千葉大学／袖ケ浦さつき台病院	山本　貴文	国立保健医療科学院
木村美也子	聖マリアンナ医科大学	相田　　潤	東京医科歯科大学／
井上　祐介	岡山県立大学		日本老年学的評価研究機構
鄭　　丞媛	新見公立大学／	方　　恩知	日本老年学的評価研究機構
	国立長寿医療研究センター		

（2021 年 11 月現在）

目 次

第1章 「通いの場」の現状

1) 「通いの場」の概念整理—狭義と広義—

　「通いの場」は，日本の介護予防に関わる者にとって，身近な言葉となりました。

　2013（平成25）年度「介護予防事業及び介護予防・日常生活支援総合事業（地域支援事業）の実施状況に関する調査」において，「介護予防に資する住民運営の通いの場」は，以下のように定義されました[1]。

〔「通いの場」の定義1〕

① 体操や趣味活動等を行い，介護予防に資すると市町村が判断する「通いの場」であること。

② 「通いの場」の運営主体は，住民であること。

③ 市町村が財政的支援（地域支援事業の一次予防事業，地域支援事業の任意事業，市町村の独自事業等）を行っているものに限らない。

④ 月1回以上の活動実績があること。

　この定義は，その後も主な行政調査で用いられるようになり，2017（平成29）年度から開始されたインセンティブ交付金（第3章1）の（2）：p.67，第4章2）の（1）：p.86を参照）の評価もこの定義に基づきます。しかしながら，どのように「通いの場」と市町村が判断するかは明確にされていません。

　一方，高齢者が気楽に集まり交流する（介護予防を意図しない）「たまり場」は，各地域に以前からあり，さまざまな名称で呼ばれてきました。2019（令和元）年に「一般介護予防事業等の推進方策に関する検討会」（構成員25人，座長：国立社会保障・人口問題研究所・遠藤久夫所長）において，下記のように広く「通いの場」をとらえようとの新しい考え方が提言されました[2]。

〔「通いの場」の定義2〕

・スポーツや生涯学習に関する取り組み

・公園や農園を活用した取り組み

・民間企業・団体や社会福祉協議会など，多様な主体と連携した取り組み

・医療機関や介護保険施設などが自主的に行う取り組み

・有償ボランティアなど，いわゆる就労に類する取り組み

・高齢者だけでなく，多世代が交流する取り組み

・防災や交通安全，地域の見回りなどの取り組みとの連携

　これまでも，調査・研究で用いられる「通いの場」の定義は確立されたものではなく，調査対象者の判断に任されてきました。今後は，今まで以上に「通いの場」の定義が混在して使われることが想定され，注意が必要です。

　本書では，「介護予防事業及び介護予防・日常生活支援総合事業（地域支援事業）の実施状況に関する調査」による〔定義1〕を「狭義の『通いの場』」とし，「一般介護予防事業等の推進方策に関する検討会」取りまとめの〔定義2〕のような，行政が把握できるものに限定しない，民間企業や医療機関・介護保険施設によるもの，就労や防災などを含む取り組みを「広義の『通いの場』」と表現することにします。

〔小嶋〕

2)「通いの場」の実際—具体像—

(1) 狭義の「通いの場」

　狭義の「通いの場」については，2019年度の「介護予防・日常生活支援総合事業等（地域支援事業）の実施状況報告」[3]において，介護予防に資する住民主体の「通いの場」として，1,670市町村（全市町村の95.9％）・128,768か所の活動実績が報告されています。

　「通いの場」の主な活動内容は，「体操（運動）」が最も多く66,991か所（52.0％），次いで，「茶話会」24,239か所（18.8％），「趣味活動」22,906か所（17.8％），「認知症予防」5,313か所（4.1％），「会食」4,658か所（3.6％）の順となっています[3]。

　「一般介護予防事業等の推進方策に関する検討会」取りまとめ[2]以前に，厚生労働省はその具体例として，「これからの介護予防」（5市町）[4]，「地域の実情に応じた効果的・効率的な介護予防の取組事例」（12市町）[5]，「これからの地域づくり戦略」（7市区町）[6]で「通いの場」の例を紹介しています。重複を除いた20市区町のうち，16市区町の事例が「ご当地体操」を主とした取り組みとなっています。

　参加者層については3）で触れますが，制限を設けている事例は少なく，元気な一般高齢者（一次予防事業対象者），虚弱高齢者（二次予防事業対象者），要支援・要介護認定者など，さまざまです。その地域に住む高齢者全体を対象とし，体を動かす身近な場として「通いの場」が展開され，その地域における多世代交流，互助の基盤，セーフティーネットとしても機能しているところもあります。

(2) 広義の「通いの場」

　広義の「通いの場」は，1）の〔定義2〕で示したような，行政が把握できないような広い取り組みを含みます[2]。すなわち，趣味の会，スポーツの会，また，役

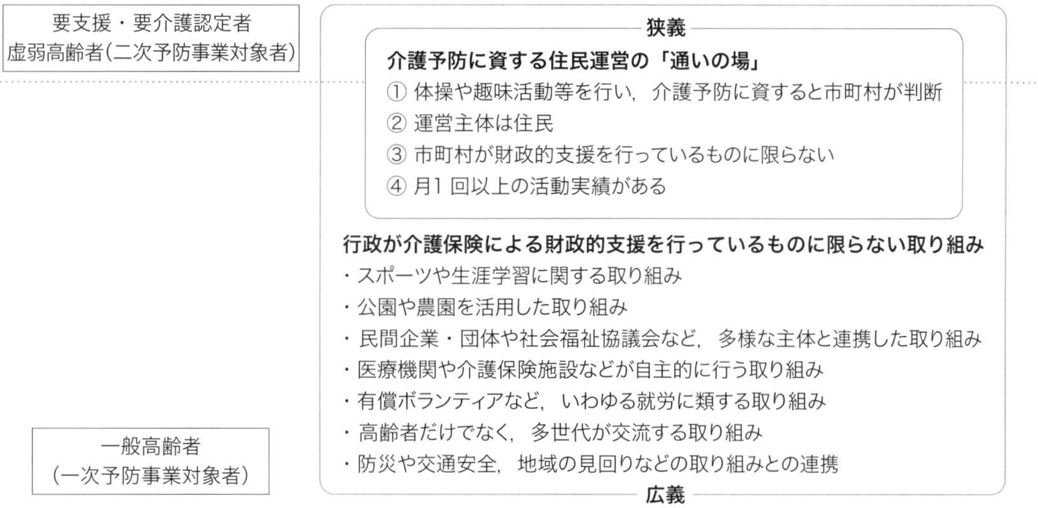

要支援・要介護認定者
虚弱高齢者(二次予防事業対象者)

狭義

介護予防に資する住民運営の「通いの場」

① 体操や趣味活動等を行い，介護予防に資すると市町村が判断

② 運営主体は住民

③ 市町村が財政的支援を行っているものに限らない

④ 月1回以上の活動実績がある

行政が介護保険による財政的支援を行っているものに限らない取り組み

・スポーツや生涯学習に関する取り組み

・公園や農園を活用した取り組み

・民間企業・団体や社会福祉協議会など，多様な主体と連携した取り組み

・医療機関や介護保険施設などが自主的に行う取り組み

・有償ボランティアなど，いわゆる就労に類する取り組み

・高齢者だけでなく，多世代が交流する取り組み

・防災や交通安全，地域の見回りなどの取り組みとの連携

一般高齢者
(一次予防事業対象者)

広義

図 1-1　狭義と広義の「通いの場」の考え方

割のある形での社会参加としてのボランティア活動，有償ボランティアや就労的活動の普及，就労の継続も含まれます。実際に，「一般介護予防事業等の推進方策に関する検討会」取りまとめ[2]では，民間企業や他の地域支援事業，地域の医療機関，民生委員など，分野横断的に連携した事例が紹介されています。

　また，これまでの日本老年学的評価研究(Japan Gerontological Evaluation Study：JAGES) の知見では，役割をもって社会参加していた人で，うつリスク[7]，認知症リスク[8]，死亡リスク[9]が小さいことがわかってきています。さらに，スポーツや趣味の会，ボランティア，さらには，就労など，広義の「通いの場」への参加による介護予防効果[10]も報告されています。

(3)「通いの場」から分野横断的な地域づくり，地域共生社会の実現へ

　狭義と広義の「通いの場」の概念は，図 1-1 のように整理できます。

　これまでの体操などの取り組みを主とした狭義の「通いの場」に限らず，多様な実施主体によるさまざまな取り組みを広義の「通いの場」としてとらえていくことで，参加が少ないといわれる男性の参加促進を図る観点からも，防災や交通安全，地域の見回りなどの取り組みとの連携など，分野横断的に地域づくり，地域共生社会の実現に取り組むことが期待されます（第 4 章を参照：p.73）。　〔井手・尾島〕

3）参加者の特性

　「地域づくりによる介護予防」を推進するため，2015 年度に新設された介護予防・日常生活支援総合事業の地域介護予防活動支援事業の中では，住民運営の「通いの

場」の充実およびそこへの参加を促進することが期待されています[11]。

　ここでは，先に示した狭義の「通いの場」の参加者の特性や，「通いの場」に参加することでどのような変化が起きているのかについて，2015 年度に実施した 7 市町の「通いの場」109 か所の参加者 3,305 人を対象としたアンケート調査（分析対象2,637 人）ならびに JAGES の「健康とくらしの調査」（厚生労働省の「介護予防・日常生活圏域ニーズ調査」（以下，ニーズ調査）に独自の項目を追加したもの；以下，JAGES 調査）の 2013・2016 年度調査結果から得られた知見を紹介します。

❶ ハイリスクアプローチとポピュレーションアプローチのどちらが「要介護リスク者」を包含するか

　まず，「基本チェックリスト」（厚生労働省）で対象者を選別していたハイリスクアプローチから，「通いの場」を中心とするポピュレーションアプローチに転換したことで，要支援・要介護認定リスク（以下，要介護リスク）をもつ高齢者が，介護予防事業から排除されてしまわなかったのでしょうか。

　厚生労働省の選定方法に準じた[12]二次予防事業対象者割合（生活機能の低下，運動機能の低下，栄養状態の低下，口腔機能の低下の 4 指標のうち，いずれか 1 つでも該当する人の数を高齢者人口で除して算出）を要介護リスク者割合と定義しました。「通いの場」参加者における要介護リスク者割合は，意外なことに，政策転換後の 2015 年度の数値（推定値）は 2.9 ％と，直前の 2014 年度における全国の二次予防事業参加者割合の 0.8 ％よりむしろ 3.6 倍高いことがわかりました[13]。

　このことは，要介護ハイリスク者を選択することで効率的に介入することを意図したハイリスクアプローチよりも，対象者を選択せずに介入するポピュレーションアプローチに転換した方が，より多くの二次予防事業対象者（要介護リスク者）を取り込んでいること（つまり，ハイリスク者の介護予防事業への参加割合が上昇）を意味しています。

❷「通いの場」参加者の特性─要介護リスク者が半数を占める─

　では，「通いの場」にはどのような要介護リスクをもった人が参加しているのでしょうか。

　「通いの場」参加者における「基本チェックリスト」による 7 つの要介護リスク（生活機能の低下，運動機能の低下，栄養状態の低下，口腔機能の低下，閉じこもり，認知機能の低下，うつ）該当者割合をそれぞれ見てみると，生活機能リスク該当者が 3.5 ％と最も低く，認知機能リスク該当者が 49.1 ％と最も高いことがわかりました（図 1-2）[13]。この結果は，竹田[14]による愛知県武豊町での調査と同程度の結果であり，参加対象者をスクリーニングしていない市町の「通いの場」でも，さまざまな要介護リスクを有した高齢者がおおよそ半分を占めていることを示唆しています。

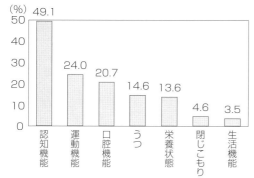

※7市町の高齢者人口（計103,142人）に占める二次予防事業該当者割合（推定値）：2.9%。
※推定値：7市町109か所を対象とした「通いの場」参加者調査（n=2,637）における二次予防事業該当者割合（52.8%）に，同市町の2015年度「通いの場」参加者実人数（計5,481人）を乗じた数で算出（1市町ずつ算出した上で合計）。

図1-2 **7種類の要介護リスク指標別リスク者割合（n＝2,637）**[13]

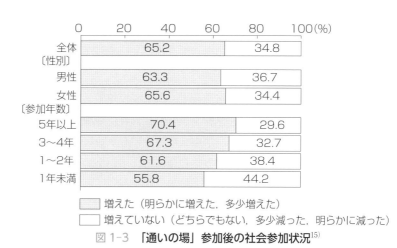

図1-3 **「通いの場」参加後の社会参加状況**[15]

❸「通いの場」参加による波及効果—参加者の心理・社会面の変化—

　ここでは，「通いの場」参加後の心理・社会面の変化として，「通いの場」をきっかけとした，「通いの場」以外への社会参加状況（社会面の変化）と，健康に対する心理面の変化について述べ，参加による波及効果について紹介します。

〔社会面の変化〕

　参加者のみを対象とした調査（参加者把握の方法B：第5章の1），表5-1を参照：p.95）で，「通いの場」参加後に，それ以外の社会参加（「通いの場」の代表的形態であるサロン以外の，趣味やスポーツの会，老人クラブなど）状況に変化があったのかをたずねてみると，6割以上の人で，「通いの場」への参加をきっかけに，それ以外の社会参加が増えたことがわかりました。また，その割合は「通いの場」への参加年数が長いほど高い傾向にありました（図1-3）[15]。

　では，「通いの場」に参加していなかった人と比較しても，参加している人では，より多く社会参加をしているのでしょうか。

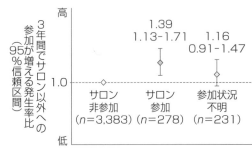

※サロン以外の社会参加：
　趣味の会，スポーツの会，ボランティア，老人クラブ，
　町内会，学習，経験伝達の 7 種類。
※サロン参加群は非参加群と比較し，
　・もともとその他の参加組織数が多い（参加群：3.5 種類，非参加群：1.6 種類）。
　・その後の 3 年間で参加組織数の増えた人が約 1.4 倍多い（参加群：39.2%，非参加群：28.4%）。

図 1-4　サロン参加状況とその後の社会参加状況[16]

　前述の参加者のみを対象とした調査では，「通いの場」へ参加していない人の社会参加状況がわかりませんでした。そこで，ニーズ調査への設問追加方式（参加者把握方法 A，表 5-1 参照：p.95）でも同様の分析を実施しました。

　JAGES が全国 24 市町の要介護認定を受けていない高齢者 4,119 人を対象とし，2013・2016 年度の 2 時点での調査を行い，サロンと，サロン以外の 7 種類の活動への参加状況についてたずねました。その結果，サロンに参加している人では，非参加者に比べ，2013 年度時点でサロン以外の参加組織数が多い（サロン参加群で平均 3.5 種類，非参加群で平均 1.6 種類）にもかかわらず，2016 年度までの 3 年間でサロン以外の参加組織数がさらに増える確率が 1.39 倍，高かったのです（図 1-4）[16]。

〔心理面の変化〕

　健康に関する情報の増減や健康に対する意識の変化，健康保持の自覚といった健康に対する変化に着目してみると，「通いの場」以外の社会参加が増えていない人でも，すべての指標において，その割合は 7～8 割程度にのぼりました（図 1-5）[15]。さらに，「通いの場」への参加をきっかけに，それ以外の社会参加が増えたと回答した人では，9 割以上もの人で良好な変化が認められました。

　以上のことから，「通いの場」への参加によって得られる直接的な健康保護効果（身体活動量の増加など）だけでなく，参加をきっかけとした他の地域組織への参加促進という社会面への波及効果に伴う身体機能や，心理・社会的機能の維持・向上といった間接的な健康保護効果の存在が考えられます。そしてこれらが，「通いの場」の一つであるサロンへの参加による健康保護効果として，要介護認定率の低下[17]や認知症発症の抑制[18]といった介護予防効果が認められた機序の一つといえるでしょう。
〔林・飯塚〕

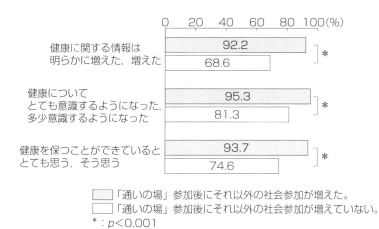

* : *p*<0.001

※健康情報・意識の変化については，望ましい変化があった人の割合を算出した。

図 1-5　「通いの場」以外の社会参加状況と健康に対する心理面（健康情報・意識）の変化との関係[15]

4）多様化する「通いの場」―参加先と参加割合の変化―

　「通いの場」への参加割合は，「地域づくりによる介護予防」が始まった 2015 年前後で，どのくらい増加や多様化をしたのでしょうか。

　ここでは，狭義と広義の「通いの場」の参加割合がどのように変化してきたかを紹介し，広義の「通いの場」の参加者増加のために考慮すべき点を考えます。

(1) 狭義の「通いの場」の変遷

　厚生労働省の「介護予防・日常生活支援総合事業報告」[19]によると，狭義の「通いの場」は，2013 年度から 2019 年度にかけて，

　・箇所数：43,154 か所 → 128,768 か所（3.0 倍）

　・実参加人数：840,718 人 → 2,374,726 人（2.8 倍）

　・参加割合：2.6% → 6.6%（2.5 倍）

と，いずれも増加を示しています（図 1-6）。

　また，厚生労働省の介護予防ワーキンググループでは，「通いの場」参加割合を，高齢者人口の 8% にすることを目指しています[21]。箇所数の増加とともに，今後も参加割合の向上が期待されます。

(2) 広義の「通いの場」の変遷

　筆者らは，広義の「通いの場」の定義を「就労」と「グループ活動」（ボランティア，スポーツの会，趣味の会のいずれか 1 つ以上に月 1 回以上参加）とし，そのいずれかに参加していれば「参加あり」としました。そして，「就労」と「グループ活動」それぞれの参加割合が，「地域づくりによる介護予防」前後の 2010〜2016 年度

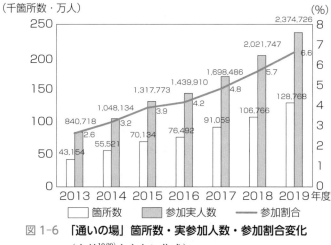

図 1-6　「通いの場」箇所数・実参加人数・参加割合変化

（文献[19,20]）をもとに作成）

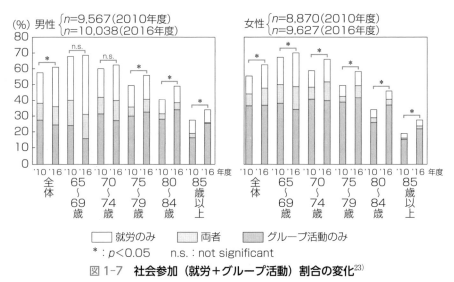

図 1-7　社会参加（就労＋グループ活動）割合の変化[23]

の 6 年間でどのように変化しているかを検証しました[22]。

〔全般的な参加割合〕

　広義の「通いの場」全般での参加割合は，6 年間で男性 3.4％ポイント，女性 7.0％ポイント増加し，2016 年度時点では，ほぼ同程度（男性 61.5％，女性 62.1％）になりました（図 1-7）。

　男性の参加者が少ないといわれていましたが，男性は就労者が多く，そのためにグループ活動参加者が少ない可能性が示されました。

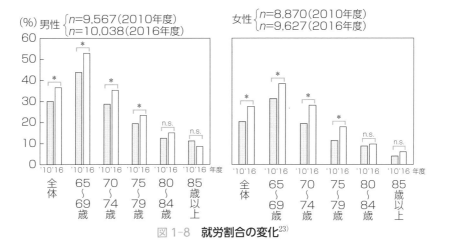

図 1-8　**就労割合の変化**[23]

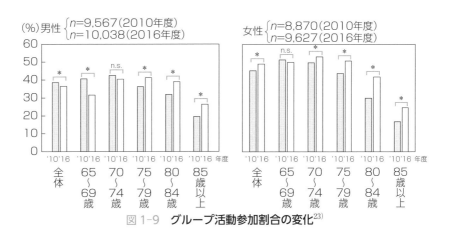

図 1-9　**グループ活動参加割合の変化**[23]

〔「就労」参加割合〕

　就労は，65〜79歳でより大きく（3.9〜9.0％）増加していました（図 1-8）。

〔「グループ活動」参加割合〕

　グループ活動では，75歳以上でより大きく（4.9〜11.5％）増加していました。

　最も参加割合が高い年代は，男性では 2010 年度：70〜74 歳，2016 年度：75〜79 歳，女性では 2010 年度：65〜69 歳，2016 年度：70〜74 歳と，ともに高年齢化していました（図 1-9）。

〔今後予測される傾向〕

　「ニッポン一億総活躍プラン」[24]では，高齢者の就労環境を整えることを示しています。今後も，高齢者の就労割合が上昇し，グループ活動参加者がより高年齢化することが予想されます。また，「健康日本 21（第二次）」では，社会参加割合 80％を目指していることから，社会参加割合の向上が期待されます。

　一方で，筆者らが調査した結果[22]，広義の「通いの場」参加割合には，男性で55.2〜68.0％，女性で58.9〜65.4％と，6.5〜12.8％ポイントの地域差があります。したがって，社会環境を整えることによる底上げの余地があるといえます。

　参加割合向上のためには，たとえば，

・より高齢でも参加しやすいグループ活動内容の多様化や，参加しやすいように活動場所の検討を行うこと。
・就労しながらグループ活動に参加できる仕組みづくり。
・就労からグループ活動へスムーズに移行できる仕組みづくり。

などの取り組みが有効であると考えられます。

(3)「通いの場」のモニタリングに必要な視点

　「一般介護予防事業等の推進方策に関する検討会」取りまとめ[2]では，PDCA サイクルに沿った推進方策を進めています。たとえば，社会参加割合が，高所得層でのみ上昇し，低所得層で上昇しなければ，格差は拡大してしまいます。「通いの場」参加割合をモニタリングするに当たっての 1 つの視点として，所得階層に留意することも重要です。

　ここでは，健康格差を是正するために，公正の視点に基づき，所得階層別の広義の「通いの場」参加割合のモニタリングの例として，筆者らが実施した 10 市町の要介護認定を受けていない高齢者（2010 年度：16,238 人，2016 年度：16,375 人）を対象にした調査内容を示します。

　等価所得 200 万円未満と 200 万円以上とに分けて，広義の「通いの場」の参加割合の変化を確認しました。

　参加割合は，2016 年度の等価所得 200 万円以上の男性は 68.6％，女性は 68.5％であったのに対し，200 万円未満の男性は 55.0％，女性は 58.4％と，男性で 13.6％ポイント，女性で 10.1％ポイントの差がありました。

　一方で，2010 年度では，所得階層による参加割合差は男女それぞれ，14.1％ポイント，11.3％ポイントを認めていました。そのため，6 年間で所得階層による格差は縮小していたことがわかります。

　以上のように，「通いの場」参加割合は，「地域づくりによる介護予防」が始まった 2015 年前後で上昇していました。今後も社会環境の整備に伴い，参加している高齢者自身の特性も変容しながら，参加割合が上昇することが予想されます。しかし，参加割合の上昇だけでなく，健康格差を是正するために公正の視点に基づき，参加者が特定の属性に偏っていないかなどに留意しながらモニタリングしていくことが重要であると考えられます。　　　　　　　　　　　　　　　　　　　　　　　〔渡邉〕

5）地域特性に応じた工夫

（1）地域の実情に合った展開を

〔検討すべきポイント〕

「通いの場」を展開する上で，会場，参加者やボランティア，そしてその中でも運営に関わるリーダーの発掘は重要です。厚生労働省の「これからの地域づくり戦略」[6]では，地域の実情に応じた工夫やその具体例が紹介されています。

会場に関しては，都市部では，既存の公共施設にとどまらず，ショッピングモールや民間企業のスペースの活用が考えられます。大規模団地においては，集会所や空きスペースを使うことも一案です。特別養護老人ホームの中に設置されている地域交流スペースなども，会場の候補になります。

農村部では，会場の候補地やアクセスの制限が課題となります。集会所や寺・神社，空き地や河川敷など，また，自宅を活用することも1つのアイディアです。アクセスの課題を解決する案としては，社会福祉法人による地域貢献としてのデイサービスなどの送迎車のほか，第2章の4）（p. 58）で，インターネットなどの活用について紹介しています。

このように，会場1つをとってみても，さまざまな工夫ができます。そして，会場，参加者，リーダーの発掘をする上でも，本書で紹介する地域診断が重要となります。

〔地域診断に必要な2つの情報〕

地域診断とは，「さまざまな情報を収集し分析することで，地域の顕在的・潜在的ヘルスニーズと健康課題を明らかにし，改善を図るための支援策を立案・実施・評価する一連のプロセスに結びつける専門的判断であり技術である」[25]とされています。

地域診断には，「質的情報」と「量的情報」の2つの情報が重要です（図1-10）。

質的情報
・普段の業務・経験からの情報
・住民の声，地域の実情
　例：あそこの地域の人は○○の傾向があるようだ。
　　　□□地域では△△に困っている。
＋
量的情報
・公表データ，調査データなど
・地域診断指標
　例：転倒者割合，スポーツの会参加者割合。
➡2つの情報が揃って初めて「地域診断」

図1-10　**地域診断に必要な2つの情報**

　前者は，普段の業務や経験からの情報であり，住民の声や地域の実情です。後者は，公表データや調査データなどの地域診断指標のことを指します。本書では，量的情報を用いた地域診断とその事例について，重点的に紹介しますが，質的情報も，「通いの場」を展開する上でなくてはならない情報であり，これら 2 つの情報が揃って初めて地域診断といえます。

　量的情報による地域診断で地域課題が抽出され，「通いの場」を展開する地域を決定したとします。その後，具体的に，「通いの場」の会場，参加者やボランティア，そして，その中でも運営に関わるリーダーの発掘を行うに当たっては，質的情報が必須になります。地域住民とのワークショップ，意見交換などを通じ，必要な情報を把握し，地域特性に応じた「通いの場」を展開していくことが求められます。

　なお，JAGES の開発したオンライン地域診断ツール「地域マネジメント支援システム JAGES HEART」（Health Equity Assessment and Response Tool；健康の公平性評価・対応ツール）は，手間のかかる量的データ・情報の分析を簡単に行うことができ，行政計画の策定や介護予防事業の重点地域の選定，地域の特性に合わせたプログラムの展開に役立ちます。

　具体的な操作方法などは，『住民主体の楽しい「通いの場」づくり』（2019 年）で解説していますので，そちらを参照してください。

〔都市度によって，「通いの場」の介護予防効果は異なるか〕

　地域特性の一つに「都市度」があります。「通いの場」は，農村部から都市部まで，さまざまな市町村で展開されています。では，社会参加による介護予防効果は農村と都市で異なるのでしょうか。

　JAGES の全国 13 市町の高齢者を約 6 年間追跡した縦断データを用いて，農村と都市とで，就労，スポーツ・趣味の会などの広義の「通いの場」と要介護リスクの関連を比較しました（図 1-11）。

　その結果，農村・都市ともに，参加している「通いの場」の種類の数が多いほど，要介護リスクが低いことがわかりました。また，農村・都市ともに，就労，スポーツ・趣味の会への参加で要介護リスクが低下していました。

　つまり，農村部や都市部といった異なる地域特性においても，「通いの場」の介護予防効果は同じでした。異なる地域特性であっても，「通いの場」の展開による介護予防の基本的な考え方は変わりません。　　　　　　　　　　　　　　　　　　〔井手〕

(2) 多様な「通いの場」を見つける・場が広がる

　地域全体での介護予防が推進されて，人々が元気でいるためには，介護予防や健康づくりに関心の薄い高齢者も大勢参加するような広がりが必要です。一方で，地域では，産業界とも連動した地域づくりなど，元気な地域をつくるためのいろいろな活動も行われています。地域で質的情報を集めていくと，そのような活動につい

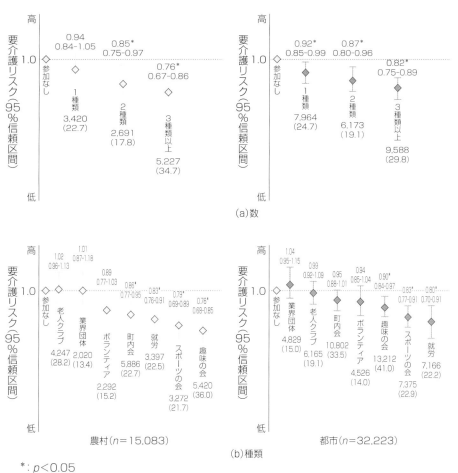

（a）数

農村（*n*=15,083）　　　　都市（*n*=32,223）

（b）種類

*：*p*＜0.05
※各組織への参加なしを基準（1.0）とし，要介護リスクを数値化。

図 1-11　農村・都市における社会参加と要介護リスクの関連[10]

ての情報も把握できます。

　ここでは，地域づくりと連動した介護予防など，多様な「通いの場」の取り組み
を事例調査し，そこから抽出された支援の手順やポイントを紹介します[26]。

〔多様な「通いの場」の事例〕

　調査で収集された事例を表 1-1 にまとめました。岡山県倉敷市では「二人集まれ
ば通いの場」というメッセージを打ち出し，生活支援コーディネーターがさまざま
な住民の活動をとらえています。そして，人々の活動を「宝物」と称してともに磨
く＝充実・成熟を図ることで，地域づくり・介護予防を推進しています。

　①「いつもの集まり」は，小規模の交流会や，ウォーキングから広がった活動な
どの事例です。「通いの場」には男性の参加者が少ないという課題がよく聞かれます
が，健康に関心のない男性が参加している集まりが，麻雀やその他の趣味活動など，
地域にはすでにいろいろあると考えられます。

　②「誰にでも必要なこと」は，食，買い物，防災などをテーマにした集まりです。

表 1-1　多様な「通いの場」の事例

① いつもの集まり──間口を広げる（地域づくりの取り組みをとらえる）

名称	地域	趣旨
原田洋二ワイワイサロン	倉敷市（岡山県）	1人の人を核とした男性のみの交流会，自宅での寄り合い（社協として，小さな集まりも見つけて紹介）。
歩いて見守る会	倉敷市（岡山県）	毎日のウォーキングの途中で，独居高齢者などの家に立ち寄って見守り支援活動を実施。子どもたちへの声掛けや，障害者の見守りなどの活動も。
野郎会	海士町（島根県）	月に1回，閉じこもっている爺さんたちを公民館に引っ張り出して，麻雀しながら酒を飲んでいるサロン。その会を楽しみに日々暮らしている*。

② 誰にでも必要なこと──網を広げる（地域の課題やニーズをとらえ，取り組みに）

名称	地域	趣旨
カレー会	広島市（広島県）	【食】皆に必要な「食」をテーマとした会で参加者層の拡大（要支援の元シェフも活躍，大学が協力）。
買い物支援	美祢市（山口県）	【買い物】県立大学による調査結果をもとに住民が地域課題を抽出，住民×福祉×商業がコラボ。
はたマーケット	雲南市（島根県）	【買い物】地区唯一の商店の閉店に際し，地区の交流センター内に商店を開き，地域交流の場に。
支え愛マップ（防災マップ）づくり	日南町（鳥取県）	【防災】被災の経験から，皆で防災について検討する場が「通いの場」に。

③ 世代を超えた交流の場（地域の取り組みをとらえる）

名称	地域	趣旨
子育てネットワークはぴぱる	倉敷市（岡山県）	転勤族ママの「孤育て」を支援する保健師の活動を，社協の生活支援コーディネーターがキャッチし，高齢者が子どもの相手をするなど，支え・支えられる活動に。

④ 産業との連動（産業などの取り組みをとらえる）

名称	地域	趣旨
ふれあいファーム水車の里	倉敷市（岡山県）	【農】休耕地×農による交流×楽しみ（小地域ケア会議での協議から，休耕地を活用した居場所づくり，共同作業，食事会などに発展）。
農福連携ビジョン実現に向けた取り組み	邑南町（島根県）	【農】福祉×農業×A級グルメ（特産品の野菜），町の目玉づくり。
森林セラピー	飯南町（島根県）	【健康】産業×観光×介護予防，町の目玉づくり（産業振興課・観光協会と町立病院などの連携）。

報告書[26]掲載の事例から一部改変。その後，休止・変更している活動もある。

*：本事業の報告会としてのセミナーでの岡勇樹氏報告にて紹介。

多様な発足の経緯や，運営していく中での種々の具体的な創意工夫が行われています。

　③「世代を超えた交流の場」は，子育て世代・子どもと高齢者世代の三世代交流の場です。世代間交流の取り組みは，全国でもいろいろと行われています。

　④「産業との連動」は，農業と福祉の連携（農福連携）や，観光と医療との連携などの事例で，地域おこしの活動でもあります。

〔「通いの場」の充実・成熟に向けての支援〕

　収集された事例について，取り組みの発足や発展の経緯を見てみると，図 1-12に示すような共通する過程が抽出されました。

　地域には，介護予防そのものを目的とするものではありませんが，すでに集まっ

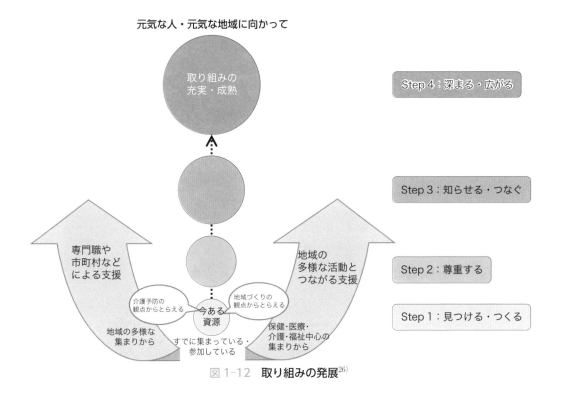

図 1-12 **取り組みの発展**[26)]

ている・参加している多様な集まりや資源がたくさんあります。まずは、地域に入って、そのような活動を見つけることが最初のステップです。活動を見つけたら、それをあるがままに尊重し、素晴らしいものであると認めます。そして、その活動について、広報媒体や発表会などで地域の人々に広く知らせ、つながる機会をもちます。そのようなことを通じて、参加している人々は、他の取り組みから知識や刺激を受け、また、他者からの評価や賞賛などで、取り組みの価値を再認識することになります。そして、活動が深まっていきます。

この過程で、支援者・専門職には、より健康に直結する活動を入れ込むような牽引型の手法よりも、住民主体の取り組みを一緒に考える・後押しをするという伴走支援型・後方支援型の手法が期待されます。

一方で、地域では、保健・医療・介護・福祉関係者が仕掛けてつくった集まりもすでに行われています。ただし、専門職の人数は限られていますので、同様の活動を地域の中で多数つくることは困難であったり、介護予防に直結する活動では、そのような活動に関心のない高齢者にはなかなか参加してもらえなかったりなどの限界があります。そこで、地域の多様な活動とつなぐことで、取り組みが広がることになります。

〔介護予防の効果〕

収集された「通いの場」の事例があまりに多様であることから、この事業の検討

　　委員会では，これらの活動は本当に介護予防に資するものなのだろうかという疑問が繰り返し提起されました。一般的に介護予防のために行われている運動機能向上，低栄養予防，口腔機能向上，認知機能低下予防の活動だけではなく，社会参加そのものが介護予防に資することが，これまでの JAGES による研究などで明らかになってきています。また，「共食」の健康に対するよい影響なども検証されています。多様な活動は，介護予防や健康に関心のない人の参加も促しやすいという利点があります。

　　一方で，自分たちの地域でのそれらの活動が実際に介護予防に資することを示すことができると，これらの多様な活動を継続的に促進していくことにもつながります。少人数の活動は，それだけで介護予防効果の統計的な有意差などを示すことは困難ですが，地域全体で活動に参加している人としていない人の長期的な要支援・要介護認定状況を比較するなどの評価が多くの地域で行われるようになると，各地域での取り組みの追い風にもなるでしょう。　　　　　　　　　　　　　〔尾島〕

＊　(2) の報告は，厚生労働省中四国厚生局による令和 2 年度老人保健事業推進費等補助金老人保健健康増進等事業の一環として，株式会社富士通総研（FRI）（主担当：名取直美氏）の協力を得て，筆者が検討委員会委員長として参画し，全国国民健康保険診療施設協議会（国診協）が実施した調査研究事業の概要を紹介したものです。

6）地域診断に基づく介入事例 ―計画を立て（plan），実行する（do）―

　　ここでは，地域診断によってその地域にどのような特性や課題があるのかを見出し，それらに適した介入方法を検討・実施して，成果を上げている事例を紹介します。それぞれの事例のポイント，また，事例の地域とは異なる地域性においてどのように応用できるかといったヒントも併せて示します。

(1) 地域診断を起点とした取り組み事例

❶ 外部機関を活用した地域づくり―行政が保有するデータを活用して，住民との共通認識を得る―（愛知県常滑市）

〔背景〕

　　愛知県常滑市は，愛知県知多半島の西海岸に位置する都市近郊型の市です。2020年 3 月末現在，人口 59,407，高齢化率 25.5％で，中部国際空港開港とともに若い世代の流入は多くなっているものの，少子高齢化が進んでいます。

　　2015 年度までの介護予防事業は，市内一律で，行政が単発の介護予防教室を実施するにとどまっていました。しかし，JAGES の 2016 年度調査データを活用して，日常生活圏域ごとの課題を踏まえた社会環境整備を住民とともに進めていく方針を固め，「地域づくりによる介護予防」へと転換しました。

〔関係機関の協力を得る〕

　同市は，2003 年度から介護保険事業計画策定に向けた JAGES の「健康とくらしの調査」に参加していました。しかし，それを十分に活用できていませんでした。

　そこで，2016 年度に包括的支援事業・任意事業を活用した予算化を図り，市町村支援を行う研究者をコーディネートする民間事業者に委託して，JAGES 研究グループの協力が得られるよう調整をしました。具体的には，第 7 期に向けた 2016 年度調査データを用いた地域診断を活用して，地域別の高齢者の心身状況やニーズおよび資源などを小学校区ごとに把握することや，住民を巻き込んだ地域づくりにおいて，JAGES 関係者の支援を得ました。

〔共通認識の形成―重点課題と重点支援対象地域の選定―〕

　地域診断には，「地域マネジメント支援システム JAGES HEART 2016」を活用しました。本システムは，JAGES 2016 年度調査に参加した 39 市町村の高齢者約 20 万人のデータを用いて，市町村間・内比較を行いながら，各地域で重点とすべき介護予防の課題や重点支援対象地域を選定することができます。

　同市の調査の対象は，2016 年 4 月 1 日時点で 65 歳以上である要支援・要介護認定を受けていない一般高齢者 12,004 人全員（悉皆調査）です。A4 サイズ 14 ページの調査票を郵送し，2016 年 10 月 24 日〜11 月 14 日の間に郵送で 8,202 人（68.3％）から回収しました。

　市町村間比較では，JAGES 調査に参加した 39 市町村と比較して，同市がどこに位置しているかを見ることができます。市町村内比較では，常滑市内 9 小学校区で各種項目を比較することができます。また，全高齢者・前期・後期高齢者と年齢区分や人口密度別に限定することも可能です。

　ここでは，「基本チェックリスト」（厚生労働省）の判定基準に従い，① 運動機能低下，② 低栄養，③ 口腔機能低下，④ 閉じこもり，⑤ 認知機能低下，⑥ うつに加え，これらを組み合わせた ⑦ 虚弱（フレイル）を含む 7 つの要介護リスク者の割合を市町村間比較しました。

　その結果，虚弱者（フレイル）割合（3.5％，39 市町平均 3.0％，少ない方から第 25 位），運動機能低下者割合（9.7％，39 市町平均 8.1％，同第 27 位），口腔機能低下者割合（19.3％，39 市町平均 17.3％，同第 32 位），認知機能の低下者割合（38.2％，39 市町平均 34.4％，同第 36 位）が 39 市町村の平均値よりも高いため，この 4 つを重点課題としました。

〔共通認識の形成（1）―多機関ワークショップによる課題の共有と重点支援対象地域の選定―〕

　地域ごとの課題に対応した地域づくりを推進するために，関連する多機関の職員が参加するワークショップを 2017 年 8 月に開催し，上記の地域診断結果を関係者で

共有し，重点支援対象地域を選定しました。

　集まった職種は，行政（保健師 1 人，行政職員 1 人），社会福祉協議会（2 人），地域包括支援センター（2 人），地域と行政関係機関を結びつける役割を担う生活支援コーディネーター（3 人），JAGES 研究者（3 人）です。

　地域診断の結果は，関係者が日常業務の中で感じている地域の特徴とおおむね一致していました。重点支援対象地域の選定に当たって，リスク該当者割合が高いことのみでなく，モデル事業開始には進めやすさも重要であると考え，すでに住民主体の活動が進んでいることも考慮しました。その結果，2017 年度の重点支援対象地域は，リスク者割合が高い 2 つの小学校区，もう 1 地区は，該当者割合は中程度であるけれども住民の活動意欲が高い小学校区とし，計 3 つの小学校区を重点支援対象地域としました。

〔共通認識の形成（2）―住民と地域の課題や解決に向けて協議するワークショップ開催―〕

　重点支援対象 3 地区における生活支援体制整備事業として，課題の共有と課題解決に向けた住民が中心のワークショップ 4 回，介護予防啓発のイベント 1 回の計 5 回を各地で実施しました。対象者は，その地域に居住している自治会役員，民生委員，NPO，ボランティア活動者です。

　ワークショップの内容は，市内の小学校区間比較から見える地域の健康課題を提示したり，「社会参加者が多い地域ほど健康課題が小さい」などのデータを見ながら解決に向けたヒントを紹介したりといったものでした。また，わがまちの課題とは何か，それらの課題解決のために自分たちで活動できることとは何かということ，そして，そのためにはより多くの協力者を集めることが必要であるといった，住民主体の「地域づくりによる介護予防」を進める合意形成を図りました。

　ワークショップの具体的なステップは，① 知る，② 学ぶ，気づく，③ 動く，としました。

　たとえば，A 小学校区では，

　1 回目：「認知機能低下者割合の該当者が多いこと」を，データをもとに紹介し，住民たちは，これが自分たちの地域の課題であることを知りました。参加住民は，自分たちが回答した調査のデータであること，常滑市内の他の小学校区よりも自分たちの地区のデータがよくないことに関心を示していました。

　2 回目：社会参加が介護予防に有効であるデータを紹介し，「通いの場」づくりで認知機能低下の予防効果が期待できることを研究者から学びました。参加住民は，「自分たちの地域にはサロン活動がない」ことに気づき，「サロンをつくることができないか」と，具体的な取り組みに向けた意見が出されました。

　3 回目・4 回目：2 回目のときに住民から出た意見を受け，実際に動くイベントの企画をしました。イベントの内容は，「通いの場」が自分たちの地域にないことを

住民同士で共有してもらい，集うことの楽しさや重要性を理解してもらうこと，となりました。

こうして具体的に準備を進め，介護予防啓発イベントをA小学校内で開催しました。当日は，近隣住民（住民スタッフ30人，中学生のボランティア6人），行政，社会福祉協議会，民間企業や市内薬剤師会などの関係機関が連携して準備し，100人近い参加者がありました。そしてその後，イベントを通じて集うことの楽しさや必要性を感じた人が集まり，定期的なサロンの開設に向けた協議が始まりました。

〔地域課題解決のポイント〕

本事例において，地域課題の解決に至ったポイントとしては，下記の3点があげられます。

1点目は，小地域で住民を交えたワークショップを開催したことで，地域の課題の共有が進み，地域の実情に合わせた住民主体の介護予防・健康づくりが展開できたことです。

2点目は，行政と介護予防事業対象者（住民）という2者だけでなく，多様な関係者が関わって進められたことです。たとえば，介護予防・生活支援体制整備事業運営推進会議を開催して事業の進捗管理や評価を実施しました。その参加者は，高齢者や医療連携を担当する行政の部署，地域包括支援センター，社会福祉協議会，市民病院，保健所，NPO，生活支援コーディネーター，研究者など，多様です。加えて，常滑市の課題を関係者で共有したことで，専門職団体（薬剤師会など）や自治組織，民間事業者・企業などの関わりも引き出し，多くの取り組みが実施できました。

3点目は，「見える化」のために外部資源を活用したことです。地域課題を共有することで，地域の社会資源（ソーシャル・キャピタル）との新たなコラボレーションが生まれ，取り組みの効果について確信を得ることができました。しかしこれを，行政内部の力だけで進めることは容易ではありません。その場合には，外部の資源である事業者や研究者などの力を借りることが必要です。本事例では，多様なステークホルダーの関与を引き出せるように，行政が地域支援事業の任意事業で予算確保をしたことが，それを可能にしました。　　　　　　　〔中村〕

本事例のポイント

　「他の市町村よりも認知症リスク者の割合が高い」など，特に「悪い結果」を住民と共有する前には心配になります。しかし，「社会参加する高齢者が多い市町村や小地域では，認知症リスクをもつ高齢者が少ない」ことを同時に伝え，そんなまちづくりを担うボランティアを募ると，予想以上に多くの高齢者や住民が協力してくれました。

　「悪い結果」を，市の職員でなく，外部の研究者が伝え，ワークショップに参加した市の職員は，社会参加しやすいまちづくりを住民とともに進めたいという立場で関わったことも，住民の反発を招かずに進められた理由と考えます。

　地域診断や追加分析，講演を通じた住民への結果返し，ワークショップでのファシリテーションや 3 年後に期待した変化が起きているかの評価など，行政内部だけでは難しいと判断したことを，総合事業の予算を使って外部の研究機関に委託したのも特徴です。　　　　〔近藤（克）〕

❷「通いの場」づくりから地域づくりへ（長崎県松浦市）

〔背景〕

　長崎県松浦市は，人口約 22,000，高齢化率約 38%（2021 年 4 月 1 日現在）と，高齢化・過疎化が進んでいる地域です。「通いの場」である「お寄りまっせ」を開始した当時，T 地区では，健康課題とともに，後期高齢者の独居世帯が多いことや地元に商店がないことによる，高齢者の孤立や買い物支援など，生活支援に関する課題が浮かび上がっていました。

　本市で地域診断を起点として始まった住民主体の「通いの場」である「お寄りまっせ」は，2021 年で 8 年目に入り，「通いの場」は市内に波及しています。ここでは，そこに至るまでの取り組みの発展と，継続のポイントを紹介します。

〔「通いの場」の誕生〕

　本市は，2010 年度から JAGES との共同研究事業「健康とくらしの調査」に参加し，地域診断を行っています。地域診断結果は，地元の写真を用いたり，クイズ形式で問い掛けたりなど，地域住民一人一人が「わがまちの情報」「自分自身に関すること」として受け止められるよう工夫し，報告する機会を設けました。報告会では，地域住民とともに，「こんなまちになったらいいな」「自分たちに何ができるだろう」と考え，意見を出し合いました。

　さらに，地域ケア会議で T 地区をモデル地区として選定し，検討した結果を取り入れながら住民活動の立ち上げに至りました。「お寄りまっせ」では，「共食」とレクリエーションのほか，地区の課題である買い物に困っている人への移動販売も併せて行うことになりました（図 1-13）。

```
┌─────────────────────────────┐
│ 地域診断報告会・意見交換会    │
│ ・地域の課題の共有           │     … 目指す地域像を共有
│ ・住民ニーズの明確化         │
└─────────────────────────────┘
              ↓
┌─────────────────────────────┐
│ 地域ケア会議                 │
│ ・関係者間の情報共有         │     … 目指す地域像の実現に向けての取り組み
│ ・課題解決に向けた意見交換    │
└─────────────────────────────┘
              ↓
┌─────────────────────────────┐
│ 地域の集いの場の提案         │
│ ・地域資源の発見・開発       │     … 目指す地域像の実現
│ ・元気な高齢者が担い手として活躍 │
└─────────────────────────────┘
```

図 1-13　地域での支え合いの仕組みづくり

〔モチベーションの維持・向上のための取り組み〕

・多職種の介入による内容の工夫

　「お寄りまっせ」に関する情報が口コミで広がるにつれ，徐々に参加者が増え，地域住民の協力も得られるようになりました。しかし，市による養成講座を修了した「サポーター」の手間や取り組みに費やす時間が増え，内容も少しマンネリ化してきたため，取り組みを継続するためには，サポーターのモチベーションを維持・向上させる工夫が必要になってきたことを感じました。

　そこで，まず取り組んだことは，プログラム内容の工夫です。「いきいき百歳体操」を取り入れたり，市内の作業療法士らリハビリテーション専門職と協働でオリジナル体操を考案し，DVDを制作したりしました。本市には専門職が少ないため，効果的に介入する方法として，動画を協働で制作し，「通いの場」で活用することを考えたのです。地域住民のニーズをもとに，薬剤師や栄養士などの専門職に加え，市民にも参加してもらって制作した動画を活用することで，取り組みや地域の専門職をより身近に感じてもらえるようになりました。また，介護予防の明確な目標をもって「通いの場」に参加する高齢者も見られるようになりました。

・効果の「見える化」と地域住民・サポーターへのフィードバック

　そもそも，この取り組みが実現に至ったきっかけは，サポーターが自分の地域の実情を知り，取り組む意義を実感したことです。したがって，取り組みを継続させるために，これまで自分たちが行ってきたことの意義を改めて実感してもらう必要があると考えました。

　具体的には，取り組みを行っている地区について，取り組みの開始から現在に至るまでどのような変化が見られたかの評価を行い，その結果を取り組み地区の住民へフィードバックしました。さらに，この結果を，取り組みを行っている地区だけ

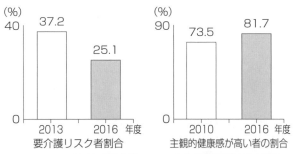

図 1-14　T 地区の要介護リスクと主観的健康感の変化

でなく市内全体に知らせることで，他地区への波及効果も得られるのではないかと
考えました。

　2017 年度に，高齢者を中心とする市民を対象に「介護予防からはじまる地域づく
り講演会」を開催し，その中で，本市の地域診断結果と，「お寄りまっせ」が開設さ
れて以降の T 地区の変化を紹介しました。また，当日は，市内で活動する団体を紹
介した冊子も併せて配布しました。これは，「お寄りまっせ」の影響を受け，新たに
立ち上がった「通いの場」から，「自分たちの活動を紹介したい」との要望があがり
作成したもので，サポーターの思いや多様な取り組みが紹介されています。これら
により，地域の実情に合った新たな「通いの場」の立ち上げと，既存の「通いの場」
の発展に向けた情報発信につながりました。

〔活動を継続することによる地域の力の向上〕

　「お寄りまっせ」のある T 地区では，2010～2016 年度の調査結果の比較から，「低
栄養」「運動機能」「閉じこもり」「要介護リスク」が改善し，「主観的健康感が高い
者の割合」が増加していました（図 1-14）。調査結果からも，商店のない同地区に
移動販売が拡充したことで，買い物弱者が減り，低栄養が改善していることがわか
りました。また，地域住民同士の信頼関係も深まり，これまで閉じこもっていた人
がサポーターの声掛けで外出するようになったという声も聞かれています。

　2017 年度の講演会での結果報告の後，サポーターが，他地区の住民から「いい活
動をしていますね」とねぎらいを受け，「とっても楽しいんですよ。（取り組みは）
自分たちのためでもあるんですよ」と活動の喜びを語っていたのが印象的でした。
その後，サポーターの活動の場は広がり，地域の別の団体が行うボランティア活動
に参加したり，積極的に近所の人のお世話をしたりと，さらにやりがいを感じなが
ら地域づくりに参画しています（図 1-15）。

〔住民主体の取り組みの可能性〕

　取り組みのエビデンスを示すことにより，T 地区では，無関心だった住民からも
協力が得られるようになりました。さらに，ボランティア間の交流や訪問支援への

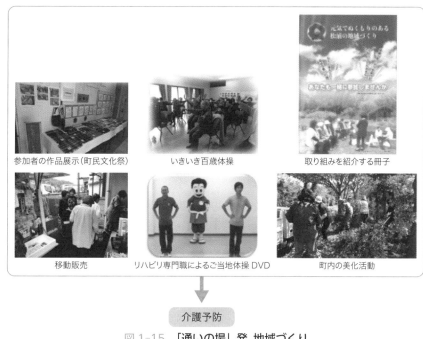

参加者の作品展示(町民文化祭)　　いきいき百歳体操　　取り組みを紹介する冊子

移動販売　　リハビリ専門職によるご当地体操 DVD　　町内の美化活動

介護予防

図 1-15　「通いの場」発 地域づくり

参加など，取り組みが多様化・広域化していき，「通いの場」への参加者が高齢者人口の１割を超え，要支援・要介護認定率も低下しています(2013 年度：20.5%　2018年度：17.4%)。

　2020 年度，本市では，市の総合計画に基づき，各地区ごとに「みらい会議」(小学校区単位のまちづくりの取り組み)が開催されました。その中で「お寄りまっせ」のサポーターは，世代間の交流を通じた支え合いの活動を提案しました。１つの「通いの場」から地域づくりに向けて発展していく姿を目の当たりにして，改めて住民主体の取り組みの可能性を実感しています。

　新型コロナウイルス感染症（COVID-19）感染拡大の影響を受け，「通いの場」にも新たな工夫が必要となっていますが，基盤となる地域住民同士の信頼関係が強化されたことは，これからの見守りや取り組みの継続に大きな役割をもたらすものであると感じています。　　　　　　　　　　　　　　　　　　　　　　〔荒木・山谷〕

本事例のポイント

　モデル地区での介護予防のための「通いの場」づくりにとどめず，地域づくりとして広くとらえ，要介護リスク以外の地域課題の解決や，モデル地区から市全域への展開を図った取り組みです。

　最初のモデル地区となった T 地区では，孤食者や買い物難民が多いという問題も，昼食会やそこに移動販売車を呼ぶことで一緒に解決を図りました。また，マンネリ化防止のためにリハビリテーション専門職を巻き込んで「通いの場」のプログラムを工夫しました。それらの取り組み後の変化を評価し，その結果を紹介したことで，まわりの地区での同様の取り組みやボランティア同士の交流も広がり，世代間交流による支え合い活動などの提案にもつながりました。

　それらの結果，「通いの場」への参加高齢者割合は 1 割を超え，要支援・要介護認定率も低下した取り組みとして注目に値します。

〔近藤（克）〕

❸ 多部署連携で数値目標を超過達成（熊本県御船町）

〔背景〕

　熊本県御船町は，人口 16,927，高齢化率 34.8％（2021 年 4 月 1 日現在）で，熊本市からほど近い町です。10 地区 83 行政区からなり，公共施設や医療機関・商店が集中する平坦地域と，急峻な山々に囲まれ少子高齢化が著しい中山間地域とに大きく二分されます。

　2016 年 4 月発生の熊本地震では，死者を伴う甚大な人的被害やライフラインの被害が発生しました。「みんなが夢をもって住み続けられるまち」を目指し，震災からの復興を推進しているところです。

〔取り組みのきっかけ〕

　同町では，以前より高齢者の介護予防やコミュニティの形成に力を入れ，ボランティアを育成し，その活動を支援していました。公民館でのサロン活動など，住民主体の活動が積極的に取り組まれ，地域の見守りや支え合いの強化につながり，一定の成果を上げていました。

　しかし一方で，2004 年度から低下していた要支援・要介護認定率が 2010 年 3 月ごろから上昇傾向に転じました。先進的と思える取り組みをしてきたにもかかわらず要介護者数が増加したことや，ボランティアの活動に本当に効果があるのかわからないままに感覚的に事業を進めていることに，担当職員は危機感を感じていました。介護予防事業の抜本的な見直しや評価が急務でした。

　そこで，第 6 期介護保険事業計画策定のための調査として，JAGES の「健康とくらしの調査」に 2013 年度から参加することになりました。感覚的に進めてきたこと

を，データに基づき地域の健康課題を明らかにした上で，戦略的に課題へ取り組むことがその目的です。

〔取り組みの概要〕

・第6期介護保険事業計画（2013年度調査）

　調査結果から地域診断を行い，これまでの全町一律の対策ではなく，優先課題と重点支援対象地域を設定してプライマリヘルスケアの視点で取り組みを行うこととしました。すなわち，地域住民が主体的に参加し，住民自身のニーズに沿い，地域の資源を活かした，誰でもアクセスできるような活動を，他の部署や組織と連携して行うことを意識しました[27]。その推進のためには，保健・福祉分野だけでなく，町民の暮らしに関わる庁内の多部署や住民組織，民間団体との幅広い連携と課題の共有が有効と考えました。

　このような，地域の集団・組織が共通の目的のために課題を特定し，資源を活用し戦略を進め，実行できるように支援されるプロセスは，「コミュニティの組織化」と呼ばれます[28,29]。

　まず，庁内の部署間連携をねらいとした「地域包括ケア推進会議」の定期開催を始めました。この会議で，同じ調査に参加した市町村との比較データや，町内10地区間の比較データによるワークショップを繰り返し行いました。その結果，御船町は，他の市町村に比べて閉じこもりの割合が高く，町内でも中山間地（11.1%）と平坦地（6.1%）とで地域間格差が大きいことが明らかになりました。介護予防の地域活動は活発だけれども，既存の活動になじめず，閉じこもっている人がいる傾向があるようでした。

　そこで，第6期介護保険事業計画に閉じこもりの地域格差対策の数値目標を盛り込み，中山間地で閉じこもり対策を優先的に進めることとしました（表1-2）。閉じこもり対策のための取り組みは全地区で展開する一方，特に閉じこもりが多い中山間地のA地区を重点支援対象地域としました。A地区では，すでに複数の部署がそれぞれに事業を展開し，地域活性化協議会が設置され，地域住民の意識も高まっていたためです。

　地域診断データをもとに住民組織と地域課題を共有し，地区でできそうなことをあげてもらいました。あがった意見から，廃校を整備した，「ホタルの学校」という新しい「通いの場」ができました。閉じこもり対策の「通いの場」と会食サービス，

表1-2　御船町第6期介護保険事業計画における閉じこもり格差対策の目標値

	中山間地	平坦地	割合の差	割合の比
現状（2013年度）	11.1%	6.1%	5.0%ポイント	1.83倍
第6期の目標値（2016年度）	10.1%	6.0%	4.1%ポイント	1.68倍
第7期の目標値（2019年度）	9.0%	5.5%	3.5%ポイント	1.64倍
第8期の目標値（2022年度）	8.0%	5.0%	3.0%ポイント	1.60倍

表 1-3　御船町の閉じこもり高齢者割合の経年変化

	中山間地	平坦地	割合の差	割合の比
2013 年度（再掲）	11.1%	6.1%	5.0%ポイント	1.83 倍
第 6 期の評価（2016 年度）	8.3%	5.7%	2.6%ポイント	1.45 倍
第 7 期の評価（2019 年度）	6.3%	3.7%	2.6%ポイント	1.70 倍

見守りを兼ねた配食サービスの創設など，住民のアイディアが実際の活動につながりました。これまで社会参加がなかった高齢者や障害者などの参加が多数，見られました。

　3 年後の評価では，閉じこもりの割合は中山間地が 8.3%，平坦地が 5.7% であり，目標以上の地域格差の是正が見られました（表 1-3）。地域診断データの活用と庁内の部署間連携は，健康増進や介護予防だけでなく，別の部署が担当する事業（地域活性化，農業振興，地域防災，商工観光など）の目的達成にも貢献できました[30]。

・第 7 期介護保険事業計画（2016 年度調査）

　第 7 期事業計画では，震災による健康への影響も検討しました。抑うつの人が多い地域では，「笑い」の頻度が低い人が多いことがわかりました（図 1-16）。また，復興が進んでいない地域で抑うつの人が多い傾向でした。

　この結果に基づき，新たに「笑い」に関する数値目標を設定しました。B 地区は，「笑い」の頻度が低く，抑うつも多い傾向にあり，精神面のサポートが重要と考えられました。そのため，新たな重点支援対象地域を中山間地の B 地区に決定し，A 地区での経験を活かして，人と触れ合い，自然と笑顔になれるような取り組みを推進することとしました。

　しかし，B 地区では，データをもとに地域の健康課題を提示しても，自分のこととしてとらえてもらうことに時間を要しました。A 地区とは違った進み方に，町の職員は焦りを感じました。

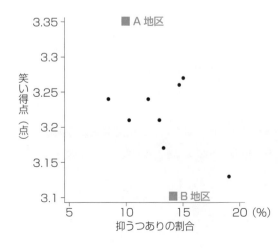

※「笑い得点」：「笑う機会」を点数化したもの。
※「抑うつあり」：抑うつ症状あり（老年期うつ病評価尺度（GDS）5 点以上）。

図 1-16　御船町の地区ごとの抑うつと「笑い」の頻度
抑うつの人が多い地区では，笑いの頻度が低い傾向にあった（相関係数：−0.82）。

表 1-4　B 地区の健康関連指標の経年変化

	週 1 回以上笑う	閉じこもり	交流する友人が月に 10 人以上
現状（2016 年度）	71.1%	4.6%	32.4%
第 7 期の評価（2019 年度）	70.4%	3.5%	46.9%

　そのような中，職員のファシリテーションを通じて，「きらり美 笑 会」という B 地区独自の女性の集まりが結成され，B 地区の 65 歳以上を対象に独自のアンケート調査を企画し，調査結果も地域に報告されました。「震災後地域とのつながりが少なくなってきたと思う」（33％），「人との会話が 2 週間に 1 回」ないし「1 か月間に 1 回」（10％）などの課題に気づき，皆が集まって笑う機会をつくることや，介護予防サポーターの養成へとつながりました。2019 年度からは，「人生百歳クラブ」という新たな「通いの場」がスタートしました。

　3 年後の B 地区の評価では，笑う頻度には変化がありませんでしたが，閉じこもりの割合，交流する友人が月に 10 人以上いる人の割合など，社会とのつながりの項目が改善しました（表 1-4）。

〔「コミュニティの組織化」による，科学的・戦略的な保健活動の展開〕

　御船町では，地域診断データを戦略的に活用して，優先課題と重点支援対象地域を設定し，プライマリヘルスケアの理念に基づき，まちづくりを通じた介護予防施策を推進しています。その推進のためには，自治体内の幅広い部署や住民組織，民間団体との連携による「コミュニティの組織化」が重要と考えました。データを「見える化」し，複数の部署や組織が地域課題を共有し連携することで，効果的に事業を進めることができました。

　重点支援対象地域では，住民のニーズに沿い，地域資源を活かし，誰もが参加できるような活動を，さまざまな組織と連携して進めました。第 6 期介護保険事業計画以降，目標設定と客観指標によるマネジメント計画が完成し，3 年ごとに事業の効果評価と新たな課題発見を行い，健康長寿実現および健康格差対策の PDCA サイクルを回すことができています。

　御船町は決して大きな自治体ではなく，人や予算といった資源は限られています。しかし，地域包括ケア推進会議を通じて築いてきた多部署連携体制は，住民の暮らしを支える部署同士のネットワークという新たな資源となり，通常業務以外の災害対応時にも，役割分担や連携に役立ちました。熊本県や学術機関などへの相談を進めて，現在のデータに基づく戦略的な施策展開とマネジメントの体制が構築され，その実施が庁内の「文化」として根づいてきています。その結果，小規模な町であっても，科学的・戦略的な保健活動が行えています。

　2021 年 11 月現在，新型コロナウイルスとの戦いは，長期戦となっています。高齢者は基礎疾患をもつ人が多く，感染すれば重症化するリスクが高いため，特に感染を防がなければなりません。一方で，運動や人との交流を含めた外出機会の減少が「閉じこもり」や「不活発」につながり，高齢者の健康に及ぼす影響が大きいことも明らかになっています。

　2020 年度中には，緊急事態宣言が 2 回発令され，宣言期間中は，住民主体の「通いの場」である地域サロンや介護予防教室は休止しました。宣言が解除されて以降は，いわゆる「3 密」（密集，密接，密閉）を回避しながら，会食時には対面を避け，換気を定期的に行うなど，感染対策を強化して活動を再開しています。休止中，利用者は，再開を心待ちにしながら，自宅での運動に励んでいたそうです。

〔西橋・長谷田・近藤（尚）〕

本事例のポイント

　地域診断をしたことで，他の市町村よりも閉じこもり割合が高いという課題があることや，それが町内でも平坦地よりも中山間地で 1.83 倍も多いという地域間格差があることがわかりました。そしてそれを，地域包括ケア推進会議や多部署・住民も参加したワークショップで共有しました。そのことが，農業振興，地域防災，商工観光など他部署とも連携した取り組みへの展開につながりました。

　それらによって，閉じこもりの地域間格差を 1.68 倍まで減らすという数値目標を掲げていましたが，結果的には，1.45 倍に減らして目標を超過達成したと考えられます。　　〔近藤（克）〕

(2) 評価で見つけた good practice

●「通いの場」参加者増加につながる取り組み・支援（神奈川県横浜市）

〔背景〕

　神奈川県横浜市は，県東部に位置し，総人口 3,760,472，平均年齢 46.1 歳，65歳以上の高齢者人口 925,540，高齢化率 24.6％（2020 年 9 月末日現在）であり，今後，この高齢化率は 2025 年には 26.1％，2040 年には 33.2％となると予想されています。

　同市では，第 6 期の横浜市高齢者保健福祉計画・介護保険事業計画（よこはま地域包括ケア計画）を，横浜型地域包括ケアシステムの構築を中長期的に進めていくための計画として位置づけ，「団塊の世代」が 75 歳以上の後期高齢者となる 2025 年に向けた施策や取り組みを進めてきました。さらに，「団塊ジュニア世代」が 65 歳以上の高齢者となり，高齢者数がピークを迎える 2040 年に向けて，さまざまな高齢者施策を推進しています。

　また，同市では地域の身近な福祉・保健の拠点として，独自に「地域ケアプラザ」を設置しています。1991 年から整備が始められ，中学校区程度に 1 か所，2020 年 4 月現在で 140 か所が設置されています。各地域ケアプラザは，主に同市に指定された法人が運営しています。具体的な機能としては，地域包括支援センターを含み，地域活動の交流，福祉・保健のサービス提供を中心とした業務を担っています。福祉・保健の拠点として，地域づくりや地域のつながりづくりに取り組む重要な施設であり，地域包括ケアの中核となる施設となっています。事業内容については図 1-17 のとおりです。

　JAGES 2013・2016 年度調査に参加した 73 市区町の「通いの場」参加割合の増加を算出したところ，その上位 5 位を横浜市が占めました（表 1-5）。そこで，筆者らは横浜市にヒアリング調査を実施し，どのような取り組みや支援が参加者増加に寄与したのかを分析し，「通いの場」のさらなる拡充のヒントを探ることにしました。

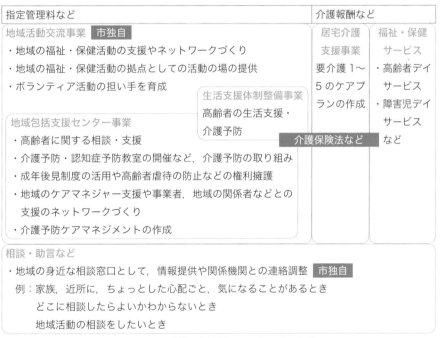

図 1-17　横浜市地域ケアプラザの事業

表 1-5　「通いの場」参加割合増加上位 5 市区町
（JAGES 2013・2016 年度調査による）

順位	市区町名	2013 年度	2016 年度	変化
1	横浜市栄区	7.0%	11.3%	4.3%
2	横浜市緑区	5.8%	9.9%	4.2%
3	横浜市戸塚区	6.0%	9.2%	3.2%
4	横浜市金沢区	6.3%	8.9%	2.7%
5	横浜市瀬谷区	5.0%	7.5%	2.5%

〔ヒアリング調査対象市区町の選定〕

　「介護予防・健康づくりの活動」への月1回以上の参加を「通いの場」参加と定義し，JAGES 2013・2016 年度調査による横断データを用いて，73 市区町の「通いの場」参加割合を算出し，比較しました。

　2016 年度の参加割合から 2013 年度の参加割合を引く形で，その変化を算出し，参加割合が増加した順に整理したところ，抽出された上位5位が，すべて横浜市の行政区でした。その中から，栄区，金沢区，緑区の3区を対象に，ヒアリング調査を実施しました。

〔ヒアリング調査から明らかになった効果〕

　住民と横浜市とが協働し，身近な場所で活動する「通いの場」の一つである「元気づくりステーション」（第5章2）の（5）を参照：p. 131）のボランティア・リーダー・参加者と，行政保健師，地域ケアプラザ職員に対し，自由回答インタビューを実施し，同市において，どのような取り組みや支援が「通いの場」参加割合の増加に影響したのかを調査しました。

　ボランティア・リーダー・参加者からは，健康や精神面の変化として，「笑うようになった」「元気の源になった」，また，社会的には「居場所，他者との交流，他の会への参加のきっかけになった」というポジティブな効果がうかがえました。

　行政保健師，地域ケアプラザ職員には，「元気づくりステーション」などの「通いの場」への支援方法などをたずねました。その内容・結果は，図 1-18 のとおりです。ここから，「通いの場」参加割合の増加につながった理由として，行政と地域ケアプラザが連携し，「元気づくりステーション」などの住民主体の「通いの場」づくりを強化してきたことがあると示唆されます。具体的には，行政保健師と，地域包括支援センターの保健師などをはじめとした地域ケアプラザ職員が一緒に地域診断と事業計画策定を行い，PDCA サイクルを意識した「通いの場」支援（新規グループの立ち上げや継続グループへの伴走的支援）を展開したことが，増加につながった一つの要因でしょう。また，歩いて行ける距離に「通いの場」があり，近隣や知人同士の声掛けにより，参加割合が高くなってきたとも考えられます。

〔大元・井手〕

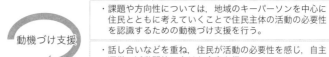

〔ポイント〕
行政保健師，地域ケアプラザで連携し，グループの広がり（充足度，偏りなど）や活動状況のアセスメントを行い，地域の「通いの場」支援の目標や方向性を共有し，戦略を立てる（地域診断，フィールドワーク）。

立ち上げ支援については，既存の「通いの場」や自治会・町内会などの集まりや地域のキーパーソンにも協力を依頼し，活動内容・活動場所の調整を実施。
活動開始当初は，支援計画に合わせ，住民が主体的に考え，解決できるようにていねいに関わり，活動が安定してきたら支援回数を減らし，問題発生時にはいつでも相談できるような伴走的支援にシフト。

リハビリテーション専門職を派遣し，活動の振り返り，評価を実施。

動機づけ支援

立ち上げ支援

継続支援

虚弱になっても参加継続

・課題や方向性については，地域のキーパーソンを中心に住民とともに考えていくことで住民主体の活動の必要性を認識するための動機づけ支援を行う。

・話し合いなどを重ね，住民が活動の必要性を感じ，自主運営の活動開始に向けた合意を得る。
・活動開始当初は，支援計画に合わせ，住民が主体的に考え，解決できるようにていねいに関わる。

モチベーション向上
・運動講師などの派遣・体力測定などで個の評価・助言
・リハビリテーション専門職を派遣し，活動の振り返り・評価
・グループ交流会，フォローアップ研修会への参加

人材育成
・仲間へのちょっとした気遣いや声掛け，活動の準備や片づけなどの役割を率先して行い，場の盛り上げ役として活動を楽しみ，グループ活動で学んだ知識を知人や友人に率先して伝える人材
・グループでプログラム（ハマトレ*，コグニサイズ**，体力測定，レクリエーションなど）を実施する人材
・活動発表会や広報誌での活動紹介・地域に伝えるための，のぼり旗の提供

＊：横浜市独自のロコモ予防トレーニング。
＊＊：国立長寿医療研究センター開発の認知症予防運動プログラム。

図 1-18　**横浜市による「通いの場」への支援方法（行政保健師，地域ケアプラザ職員へのヒアリング内容と結果）**

本事例のポイント

　高齢者人口だけで 90 万人を超える横浜市では，3 年ごとの地域診断指標を使うことで，18 区の高齢者の変化を客観的に評価しています。

　JAGES 2013・2016 年度調査では，参加した 73 市区町のうち，高齢者の「通いの場」参加割合の増加率が高い上位 5 市区町のすべてを横浜市が占めるという驚くべき評価結果が得られました。

　都市部では社会参加を促すのは難しいという声がありましたが，それは可能であることを横浜市が実証してくれたのです。ヒアリングの結果からは，魔法のような方法があるのではなく，伴走的支援や人材育成など，やるべきことをきちんとやることの重要性が示されました。

〔近藤（克）〕

お悩み相談 現場によくある悩みと対処事例

悩み1 認知症の人をどう受け入れる？

解決策 認知症がある人も気兼ねなく参加し，ボランティアスタッフも不安なく適切に対応できるような「通いの場」にするには，どうすればよいか。地域包括支援センターの専門職が協働で対応した事例を紹介します。

本事例の主人公は，レビー小体型認知症（嫉妬妄想があるが軽度）を患っている70歳代の女性，Aさん。60歳代後半の夫が介護しています。Aさんは飲食業を営んでいましたが，夫の定年退職を機に店を閉めました。レビー小体型認知症と診断されたのは，これから夫婦2人でゆっくり過ごそうと考えていた矢先のことでした。夫婦は今後のことを心配し，認知症の悪化防止を目的に，地域住民がボランティアで運営する脳のトレーニングを実施する学習活動の教室に参加しようと決意します。ところが，運営ボランティアの人たちは，認知症を患った参加者の対応は初めてで，Aさんへの接し方に戸惑うとの心配の声があがりました。

そこで，地域包括支援センターの作業療法士と保健師がタッグを組み，Aさん夫婦とボランティアの支援を行うことにしました。

まず，運営ボランティアに，レビー小体型認知症の概要，その症状や対応の方法までを細かく伝えました。そして，「教室の参加者（Aさんや夫，それ以外の参加者）が，通うことでポジティブな経験が積める方法」について，運営ボランティアと協議し，1つの取り組みが「小さな成功体験を積める」よう意識することを共有しました。

次に，「小さな成功体験」が得られるよう，専門職と運営ボランティアとで役割分担をしました。専門職は，「成功できる教材の開発」を担当。Aさんには他の参加者と同じ教材では難しいとわかったからです。しかし，自分だけ他の参加者と教材が違うとわかればAさんの自尊心が低下するリスクもありました。そこで，参加者同士の教材や進み具合が見えないよう，運営ボランティアが会場設営を配慮しました。また，運営ボランティアは，教材の課題を全問達成したり，お茶の準備のような簡単な手伝いをしてくれたりなど，Aさんができたことを認め，伝える技術を身につけていきました。

その結果，Aさんは6か月間の教室に通い続けることができ，最後には満面の笑みで卒業証書をもらうことができました。さらに，参加者の中から，「このままのメンバーで継続して教室ができないか」との意見が出て，自主グループとして継続することになりました。当然，Aさん夫婦も通うことが決まりました。

しばらくして，Aさんから，「地域でボランティア活動がしたい」との発言がありました。しかし，当時は症状が安定しておらず，紹介できる場所が自主グループの近所に見つかりませんでした。そこで，介護施設を運営しているNPOの担当者に

相談を持ち掛け，Aさん夫婦と施設，専門職とで協議したところ，地域住民向けに昼食を提供しているサロンがあり，飲食店経営のノウハウが活かせるということで，そこの運営ボランティアとしてAさんの活躍の場が設けられることになりました。特にこのサロンは，運営ボランティアとして介護福祉士や看護師の経験者がいたため，危機管理が可能というのが強みとなっており，Aさんは月に数回，ボランティアとして通うことができました。

その後，Aさんは病状が進行し，入院治療となってしまいましたが，久しぶりにサロンに顔を出した夫が，こう振り返りました。

「認知症は，差別や偏見の目で見られることが少なくありません。皆さんの協力がなければ，妻は地域の学習療法にも通うこともできなかったでしょうし，ボランティアもできなかったでしょう。認知症患者を受け入れようと画策してくださった皆さんのおかげです。夫婦ともに孤立せずにすみました。ありがとう」。

Aさんと夫が地域に飛び込み，運営ボランティアが受け入れたこと，さらには，この地域にNPOなど，認知症を受け入れる社会資源を作り出せる素地があったことが，認知症の人が社会的にさらに弱い立場へとなることを防止しました。その際，新たな教材づくりや，活躍できる場への参加の調整役を担ったのが専門職です。本人も受け入れ側も不安をおぼえることなく，認知症の人が「通いの場」に参加できるよう，専門職には，このように仕組みを調整する役割が求められています。

〔中村〕

悩み 2　ボランティアはどう育成する？

● ボランティアの役割には何がある？

解決策　「通いの場」の充実には，ボランティアの活動や協働が求められます。ボランティアの役割としては，下記のようなものがあげられます。

- ① 年間計画の調整
- ② 講師の調整
- ③ 会計
- ④ 調理と食料品の調達
- ⑤ 参加者の送迎
- ⑥ 会場設営
- ⑦ 受付
- ⑧ バイタル測定
- ⑨ プログラムの実施
- ⑩ 参加者への配慮
- ⑪ 家族・近隣住民・民生委員との連携

特に，毎回実施する会場設営では，参加者が来る前に，必要数の机や椅子の設置を行い，感染対策のための換気や熱中症予防の空調管理も同時に実施します。受付では，参加者名簿に記載を行い，座席への誘導や使用物品の提供を行います。

「通いの場」の実施プログラムは多種多様であり，各々のプログラムで役割分担して実施することを推奨します。たとえば，脳トレ担当，運動担当，創作担当と分担

することで，1 人のボランティアに対する負担を配分化できます。

　また，ボランティアには，「通いの場」の運営だけでなく，参加者の家族・近隣・友人や民生委員，NPO などとの連携が求められます。その理由として，地域住民でもあるボランティアは，行政や専門職よりも，これらの対象者とつながりが深く，参加者や近隣の地域資源の情報が得られやすい関係であると考えられるためです。加えて，新規参加者や多様な講師の確保などが得られることも期待できます。

●専門職がボランティアを育成するには？

解決策　三重県松阪市の事例をもとに，ボランティア育成について紹介します。

　ボランティア（「サポーター」と呼ばれることも）養成講座の目的は，運動・栄養・認知症予防活動の推進役となる「通いの場」や自主グループのサポート役を育成することです。それを達成するために，理学療法士や作業療法士，管理栄養士などの専門職は，主に健康講話や実技を交えた指導を行います。

　健康講話では，講師側が一方的に情報を提供するのみではなく，参加型の学習を促すために，クイズやディスカッションの時間を設けたりします。体操や認知課題の実技では，参加者が人前で話すことに慣れるため，小グループによる参加者同士で運動を進行することから開始し，後半は参加者全員の運動を進行する経験を積んでもらいます。

　そして，養成講座を修了後の参加者に対するフォローアップも必要です。ボランティアが「通いの場」でデビューして活動している中で，学習した運動内容の再確認や，新たな体操や認知課題のより深い理解が必要になることがあります。その際に，個別相談やフォローアップ講座で再度，専門職から運動の助言を得ることが有用です。　　　　　　　　　　　　　　　　　　　　　　　　　　　　　　　　　〔森〕

悩み3　「足」がないときはどうする？

解決策　「通いの場」に行ってみたいと思っていても，会場が遠くて歩いて行けない──このように，会場に行く手段がない人でも，「通いの場」への参加を実現させるには，どうすればよいでしょうか。

　解決のヒントは，「『通いの場』を近くに増やす」「参加者同士で乗り合いをする」「地域資源を活用する」の 3 点です。

● 「通いの場」を近くに増やす

　千葉県袖ケ浦市の「袖ケ浦いきいき百歳体操」は，2021 年 3 月現在までに市内全 65 か所で行われており，のべ 1,200 人以上が参加しています（写真 1-1）。「歩いて通える範囲に『通いの場』を増やす」というコンセプトのもと，保健師が市内

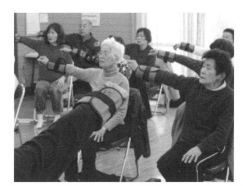

写真 1-1　「袖ケ浦いきいき百歳体操」に取り組む
参加者

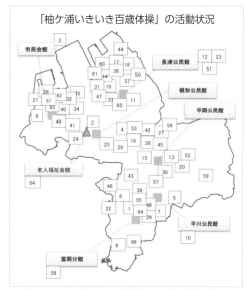

図 1-19　袖ケ浦市内の「通いの場」マップ（2020年
5 月現在）（袖ケ浦市ホームページより）
〈https://www.city.sodegaura.lg.jp/
uploaded/attachment/21405.pdf〉
［2021.11.1］

各地を回り，もともと近所の住民同士で集まっていた会合やお茶会，体操クラブなども巻き込んで，一緒に体操をする団体を増やし続けてきました（図 1-19）。

　会場は，近くの公民館だけでなく，特別養護老人ホームやドラッグストアの一部スペースを借りている団体もありますし，個人宅でも行われています（5）を参照：p. 11）。たとえ足腰が弱くても，徒歩圏内に「通いの場」があれば，無理なく参加し，継続することができるようになります。

●参加者同士で乗り合いをする

　「通いの場」の参加者は，自分で車を運転できる人から，ちょっと近所まで外出するのがやっとという人まで，さまざまです。そのような場合は，車を運転できる人が足腰の弱い人の自宅へ迎えに行って一緒に行く，というように，近所同士の互助による支え合いで参加を実現することができます。

　ただし，運転のできる人がお休みのときは，乗り合いの人もおのずとお休みとなってしまうため，注意が必要です。一方で，最初のうちは運転できる人の車に乗せてきてもらっていたものの，「通いの場」に続けて参加しているうちに足腰が強くなり，1 人で歩いて通えるようになった人もいます。

▼注意！

　費用を徴収するような行為は，道路運送法により違法となります。あくまでも「ボランティア」や「助け合い」の精神で行いましょう。

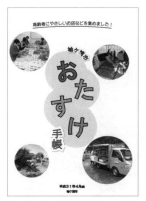

写真 1-2 **「袖ケ浦市おたすけ手帳」**（袖ケ浦市ホームページより）
〈https://www.city.sodegaura.lg.jp/uploaded/
attachment/16391.pdf〉［2021.11.1］

▼どうしても通えない，「コロナ」を気にして乗り合いを遠慮するという人には？

　COVID-19 感染拡大下においては，外出に抵抗がある人も多くいました。そのような人も安心・安全に参加できるよう，袖ケ浦市では，保健師が訪問して感染対策や現場の確認を行ったり，感染対策のチラシを配ったりなどの工夫を行いました。さらに，「『通いの場』に参加するのは抵抗があるけれど，運動不足にならないようにしたい」という人には，「いきいき百歳体操」のプログラムの中から，自宅でできるものを抜粋して配布しました。

●地域資源を活用する

　移送に関する地域資源を探すのも一つの方法です。袖ケ浦市では，高齢者向けサービスをまとめた「袖ケ浦市おたすけ手帳」（**写真 1-2**）という冊子を発行しており，移送ボランティアを行っている団体やその連絡先なども掲載されています。近所同士での解決が難しい場合は，市役所，地域包括支援センターやこうした団体に相談してみるのもよいでしょう。デイサービスの送迎車を利用した例もあります。
〔阿部〕

悩み 4　　**リーダーがいないときはどうする？**

解決策　　リーダーがいなくて決めごとや役割分担がなかなかできない，と悩んでいるところがあるかもしれません。そうした場合は，参加する皆で役割分担をしたり，外に協力を仰いだりすることで，全員の参加のハードルや継続運営のハードルを下げることができます。

●皆で持ち回って役割を分散させる

「通いの場」を運営するに当たっては，会場の予約や参加者の把握など，さまざまな役割があります。そのすべてをリーダーに任せるのではなく，皆で分担することで，「通いの場」の運営のハードルを下げることができます。

たとえば，仕事のように「総務係」「鍵係」「会計係」などと，明確に分担しているところもあります。役割が多いと負担に感じがちですが，部分的に担うのであれば気軽に行いやすくなります。また，1人ではためらう人たちも，数人のグループで相談しながらであればリーダー役を引き受けてくれることもありますので，そうしたグループを形成するという方法もあります。

とはいえ，「リーダー」や役割などにこだわらず，あくまでも「皆で運営していく」という気持ちが重要です。

●ボランティアを育成する

「シニアサポーター」などと呼ばれるボランティアを育成し，運営に関わってもらうことも有効です。千葉県袖ケ浦市では，「はつらつシニアサポーター養成講座」を毎年開催しています。サポーターの活動内容や，運動・栄養・口腔機能の重要性などについて学び，修了者は，地域におけるさまざまな介護予防の取り組みの支援や普及活動に当たります。

●専門職による支援

「通いの場」に保健師や理学療法士などの専門職が定期的に訪問し，住民主体での運営を一部サポートすることも可能です。ただし，専門職が住民に指導・教育を行うような一方向的な関係が過ぎると，専門職への依存関係になってしまいます。あくまでも住民が自立して「通いの場」を運営できるような助言をすることを意識する必要があります。　　　　　　　　　　　　　　　　　　　　　　　　〔阿部〕

悩み5　「通いの場」が，できては消えていく……

解決策　「通いの場」が続かない。だけど「通いの場」が多いまち。そんな愛知県大府市の仕掛けを紹介します。

大府市は，2020年3月現在，人口92,670，高齢化率21.4％，名古屋市近郊に位置し，都市部へのアクセスのよいベッドタウンです。JAGESの「健康と暮らしの調査」によると，2019年度調査では64市町村中，ソーシャル・キャピタル得点（社会参加）の指標が第2位で，これまでの調査でも上位でした。

同市で高齢者施策を担当している関係者（以下，担当者）によると，2004年までは，住民が有志で活動する機会はあったものの，組織化はされていませんでした。

そこで同年に「高齢者つどいの場研究委員会」を社会福祉協議会主催で発足し，集える機会や場所を増やすプロジェクトが立ち上がりました。15年が経過した2020年11月現在，登録団体は124か所になりました。

　登録条件は，「支援者と参加者が各3人以上」。また，助成金申請をすると，活動資金として年額2万円が補助され，他の補助金や助成金を受けていても受け取ることが可能です。高齢者の社会参加割合が高い理由として，このような背景があったことも考えられますが，ここまで増えたのは，以下の3つの理由が考えられるそうです。

　1つ目は，「『通いの場』が多くある地域ほど健康なまちである」と知っている住民が多いこと。たとえば，講演会や自治区・コミュニティ活動を推進している会合の機会に担当者が出張し，JAGESによる研究成果を話しているそうです。また，自治会ごとの団体登録数を公表することで，自分の地域の団体数が少なければ「何とかしなければ」と競争心を促す仕掛けをしているそうです。

　2つ目は，「通いの場」の運営団体同士の交流会や見学ツアー，発表会などで，まだ参加していない団体にも活動を知ってもらう機会を設定していること。そうすることで，参加者のモチベーションが向上したり，他の参加者同士がつながって「通いの場」を行き来したりと，一定の参加者確保ができているとのことです。

　3つ目は，「解散するのも自由にしてください」と伝えていること。「通いの場」が立ち上がっても，「後継者がいない」「役を引き受けたがらない」などの理由で衰退していくケースは多いでしょう。しかし，大府市では「無理をしても続かない」と考え，それまで参加していたところが解散してもほかにも行く場所を確保しておき，「通いの場」に参加し続けられるようにしています。

　以上のように，「緩やかな立ち上げ基準」を前提に，自治会ごとに競うことや参加者同士をつなぐ支援を継続し，そして，「解散しても大丈夫ですよ」という，住民に無理強いをしないメッセージが，かえって住民にやる気を起こさせるのかもしれません。　　　　　　　　　　　　　　　　　　　　　　　　　　　　　　　　　〔中村〕

悩み6　「継続して参加するのが難しい」という人がいたら？

解決策　せっかく「通いの場」に参加するようになっても，継続することが難しくなり，「通いの場」に姿を見せなくなってしまい，ほどなく要介護状態に……という高齢者も少なくないと思います。

　ある地域では，体操についていくことができなくなった高齢者が，「まわりの人に迷惑がかかるから」などという理由で「通いの場」に参加しなくなるのを見て，体に負担のかからない，簡単な体操メニューを考案したところ，継続する人が多くなったという話を担当者からうかがったことがあります。また，体操のみから会食

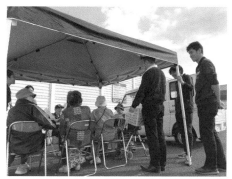

写真 1-3　**訪問型サロン「ちょっとそこまで」**
訪ねた先が「通いの場」。「待つ」から「出向く」
への新発想！

やおしゃべりの「通いの場」に移行するようにしたなど，内容自体を変更することで継続可能となるケースもあるようです。

　このように，高齢者が無理なく「通いの場」への参加を継続できる方法を見つけることが重要と思いますが，それでも無理なこともあるでしょう。こうした住民に対するアプローチとして，岡山県倉敷市の例を紹介します。

　倉敷市の地域包括支援センターである「大高高齢者支援センター」が中心となって行っている取り組みに，訪問型サロン「ちょっとそこまで」があります。これは，「通いの場」に行くことが難しくなった高齢者のもとに元気な「通いの場」のメンバーが出向いて行き，その場でサロンを開催するというものです。テントや椅子・お茶セットを車に積み込んで，高齢者の自宅の庭先や，近所の店などに赴き，サロンを開くため，外出に不安のある高齢者でも諦めることなく地域での交流を継続することができるようです（写真 1-3）。また，買い物に行く店の駐車場の一角でサロンを開いたりすることで，住民と店とのつながりが深まることも期待できます。

　さらに倉敷市では，COVID-19 感染拡大下での地域での新しいつながりの仕組みづくりとして，「くらしき互近助パントリープロジェクト」（pantry：食料品室）という取り組みを始めています。これは，地域の企業・農家・個人から寄せられた食材や生活雑貨を「パントリーボックス」という箱に保管し，ご近所圏域に設置するというものです。高齢者に特化した取り組みではありませんが，「通いの場」に参加することができなくなり，困りごとを抱えた高齢者に対して，ご近所さんが食材をパントリーボックスで預かって，それを届けながら安否確認や相談を行うといったことも検討されています。このような積極的な取り組みもあってか，2021 年 4 月 1 日現在，倉敷市で生活支援コーディネーターが把握している「通いの場」の数は 771 か所で，前年の調査時に比べ，66 か所増加しているということです。

　こうした倉敷市の取り組みは，『くらしき「通いの場」ガイドブック』[31]としてまとめられています。　　　　　　　　　　　　　　　　　　　　　　〔木村・井手〕

column ①

数で見る「通いの場」

　「通いの場」は，2019 年度時点で全国に 128,768 か所あり，これを設置している市町村は，2015 年度には 81.1％であったのが，2019 年度には 95.9％まで増加しています。高齢者の 6.7％にあたる 237 万人が「通いの場」に参加し，そのうちの 91 万人（高齢者人口の 2.6％）は週 1 回以上，参加しています[3]。

　「通いの場」では，「体操（運動）」（52.0％）が最も多く行われ，次いで「茶話会」（18.8％），「趣味活動」（17.8％），「認知症予防」（4.1％），「会食」（3.6％）の順で実施されています[3]。

　「通いの場」は介護予防・日常生活総合事業の一つに位置づけられていますが，参加者の状態区分を把握している自治体は 20.0％（25,791 か所）のみで，この割合は 2015 年度以降，ほぼ変化していません[3]。

〔井上・鄭・井手〕

引用・参考文献（〔　〕は閲覧日）

1) 厚生労働省：平成 25 年度介護予防事業及び介護予防・日常生活支援総合事業（地域支援事業）の実施状況に関する調査結果.
〈https://www.mhlw.go.jp/stf/seisakunitsuite/bunya/0000075280.html〉〔2021.11.1〕
2) 厚生労働省（2019）：「一般介護予防事業等の推進方策に関する検討会」取りまとめ，令和元年 12 月 13 日.
〈https://www.mhlw.go.jp/stf/newpage_08408.html〉〔2021.11.1〕
3) 厚生労働省（2020）：介護予防・日常生活支援総合事業等（地域支援事業）の実施状況（令和元年度実施分）に関する調査結果（概要）.
〈https://www.mhlw.go.jp/content/12300000/000750956.pdf〉〔2021.11.1〕
4) 厚生労働省（2015）：これからの介護予防.
〈https://www.mhlw.go.jp/file/06-Seisakujouhou-12300000-Roukenkyoku/0000075982.pdf〉〔2021.11.1〕
5) 厚生労働省：地域の実情に応じた効果的・効率的な介護予防の取組事例.
〈https://www.mhlw.go.jp/topics/kaigo/yobou/torikumi_02.html〉〔2021.11.1〕
6) 厚生労働省（2019）：これからの地域づくり戦略.
〈https://www.mhlw.go.jp/content/12301000/000490716.pdf〉〔2021.11.1〕
7) Takagi, D., Kondo, K., Kawachi, I.(2013)：Social participation and mental health：Moderating effects of gender, social role and rurality. *BMC Pub. Heal.*, 13：701.
8) Nemoto, Y., Saito, T., Kanamori, S., Tsuji, T., Shirai, K., Kikuchi, H., Maruo, K., Arao, T., Kondo, K.：An additive effect of leading role in the organization between social participation and dementia onset among Japanese older adults：the AGES cohort study. *BMC Geriatr.*, 17（1）：297.
9) Ishikawa, Y., Kondo, N., Kondo, K. *et al.*(2016)：Social participation and mortality：does social position in civic groups matter？ *BMC Pub. Heal.*,（16）：394.
10) Ide, K., Tsuji, T., Kanamori, S., Jeong, S., Nagamine, Y., Kondo, K.(2020)：Social participation and functional decline：A comparative study of rural and urban older people, using Japan Gerontological Evaluation Study longitudinal data. *Int. J. Environ. Res. Pub. Heal.*, 17（2）：617.
11) 厚生労働省：介護予防・日常生活支援総合事業の基本的な考え方.
〈https://www.mhlw.go.jp/file/06-Seisakujouhou-12300000-Roukenkyoku/0000192996.pdf〉〔2021.11.1〕
12) 厚生労働省（2012）：介護予防マニュアル改訂版.
〈https://www.mhlw.go.jp/topics/2009/05/dl/tp0501-1_1.pdf〉〔2021.11.1〕
13) 加藤清人，竹田徳則，林尊弘，平井寛，鄭丞媛，近藤克則（2020）：介護予防制度改正による二次予防対象者割合の変化：複数市町データによる検討―JAGES 横断分析―. 地域リハビリテーション，15：382-388.
14) 竹田徳則（2014）：地域介入による介護予防効果検証―武豊プロジェクト. 総合リハビリテーション，42：623-629.

15）林尊弘，竹田徳則，加藤清人，近藤克則（2019）：通いの場参加後の社会参加状況と健康情報・意識に関する変化―JAGES 通いの場参加者調査―．総合リハビリテーション，47：1109-1115.

16）飯塚玄明，辻大士，井手一茂，渡邉良太，横山芽衣子，近藤克則（2020）：通いの場（サロン）への参加はサロン以外の社会参加を促進するか：JAGES 縦断研究．第 79 回日本公衆衛生学会総会抄録集.

17）Hikichi, H., Kondo, N., Kondo, K., Aida, J., Takeda, T., Kawachi, I.（2015）：Effect of a community intervention program promoting social interactions on functional disability prevention for older adults：propensity score matching and instrumental variable analyses, JAGES Taketoyo study. *J. Epidemiol. Commun. Heal.*, 69：905-910.

18）Hikichi, H., Kondo, K., Takeda, T., Kawachi, I.（2017）：Social interaction and cognitive decline：Results of a 7-year community intervention. *Alzheimers Dement.*（*NY*），3：23-32.

19）厚生労働省：介護予防・日常生活支援総合事業報告.
〈https://www.mhlw.go.jp/stf/seisakunitsuite/bunya/hukushi_kaigo/kaigo_koureisha/yobou/index.html〉［2021.11.1］

20）総務省統計局：人口推計.
〈https://www.stat.go.jp/data/jinsui/2019np/index.html〉［2021.11.1］

21）厚生労働省：第 2 回介護予防ワーキンググループ資料.
〈https://www.mhlw.go.jp/stf/newpage_06298.html〉［2021.11.1］

22）渡邉良太，辻大士，井手一茂，林尊弘，斎藤民，尾島俊之，近藤克則（2021）：地域在住高齢者における社会参加割合変化―JAGES 6 年間の繰り返し横断研究―．厚生の指標，68：2-9.

23）渡邉良太（2020）：高齢者の社会参加，6 年間で 3～7％増加―前期高齢者は就労，後期高齢者はグループ活動増加―．*JAGES Press Release*，No. 243-20-34.

24）内閣官房一億総活躍推進室：ニッポン一億総活躍プラン.
〈https://www.kantei.go.jp/jp/singi/ichiokusoukatsuyaku/pdf/plan1.pdf〉［2021.11.1］

25）日本公衆衛生協会（2020）：平成 22 年度地域保険総合推進事業「地域診断から始まる見える保健活動実践推進事業」報告書.
〈http://www.jpha.or.jp/sub/pdf/menu04_2_10_all.pdf〉［2021.11.1］

26）全国国民健康保険診療施設協議会（2021）：中山間地域等における多世代型，地域共生型の地域づくりと介護予防との関係性に係る調査研究事業報告書.
〈https://www.kokushinkyo.or.jp/index/principalresearch/tabid/57/Default.aspx?itemid=780&dispmid=1547〉［2021.11.1］

27）World Health Organization（1978）：Declaration of Alma-Ata.
〈https://www.who.int/publications/almaata_declaration_en.pdf〉［2021.11.1］

28）Minkler, M.（2012）：Community Organizing and Community Building for Health and Welfare, Rutgers University Press.

29）日本医療研究開発機構「地域包括ケア推進に向けた地域診断ツールの活用による地域マネジメント支援に関する研究」班（2019）：地域包括ケアの推進に向けたまちづくり支援ガイド.

30）日本医療研究開発機構「データに基づき地域づくりによる介護予防対策を推進するための研究」班（2017）：介護予防活動のための地域診断データの活用と組織連携ガイド.

31）倉敷市健康長寿課地域包括ケア推進室（2017）：くらしき「通いの場」ガイドブック.
〈http://kurashikisyakyo.or.jp/?p=13822〉［2021.11.1］

32）田近敦子，井手一茂，飯塚玄明，辻大士，横山芽衣子，尾島俊之，近藤克則（2021）：「通いの場」への参加は要支援・要介護リスクの悪化を抑制するか―JAGES 2013-2016 縦断研究―．日本公衆衛生雑誌（早期公開：2021 年 11 月 10 日）.
〈https://doi.org/10.11236/jph21-011〉［2021.11.15］

33）宮澤拓人，井手一茂，渡邉良太，飯塚玄明，横山芽衣子，辻大士，近藤克則（2021）：高齢者が参加する地域組織の種類・頻度・数とうつ発症の関連―JAGES 2013-2016 縦断研究―．総合リハビリテーション，49（8）：789-798.

34）東馬場要，井手一茂，渡邉良太，飯塚玄明，近藤克則（2021）：高齢者の社会参加の種類・数と要介護認定発生の関連―JAGES 2013-2016 縦断研究―．総合リハビリテーション，49（9）：897-904.

第2章

これからの 「通いの場」

1）新型コロナウイルス感染症（COVID-19）流行下における高齢者の状況

（1）新型コロナウイルス感染症の流行と直接的な健康への影響

　　2019 年 12 月，中華人民共和国湖北省武漢市において確認された新型コロナウイルス感染症（COVID-19）は，全世界に広まり，2020 年 3 月 11 日には世界保健機関（World Health Organization；WHO）によってパンデミック[1]と認められました。

　　日本においては，「換気が悪く，人が密に集まって過ごすような空間に集団で集まることを避けてください」といったいわゆる「3 密」（密閉空間，密集場所，密接場面）回避の注意喚起[2]が盛んになされ，同年 4 月 7 日に 1 回目の新型コロナウイルス感染症緊急事態宣言[3]が発出されると，外出や移動もはばかられるようになりました。この時期が第 1 波と呼ばれる時期ですが，続く第 2 波，第 3 波，第 4 波，第 5 波の方がより感染者数が増加し，2021 年 11 月 1 日現在，国内での COVID-19 の死亡者は 18,268 人[4]となっています。ただ，未知のウイルスで誰もが初めて経験することであっただけに，第 1 波の時期の方が，人々の感染に対する恐怖や不安は大きかったかもしれません。

　　COVID-19 の特徴として，高齢者，基礎疾患のある人が重篤になりやすいことが指摘されていました。表 2-1 が診断された人のうち重症化する割合，表 2-2 が診断された人のうち死亡する割合を示しています。いずれも 2020 年のものですが，1～4 月に比べ，6～8 月ではかなりの低下が見られ，状況が刻々と変化している様子がうかがえます[5]。

　　とはいえ，やはり高齢者のリスクは高く，表 2-3 にあるように，30 歳代と比較した場合の重症化率は，70 歳代で 47 倍，80 歳代で 71 倍となっています[5]。変異株が次々と現れ，その感染力も重症化率も一定ではありませんが，「かかると怖い病気」には違いなく，今後も高齢者には感染予防，ワクチン接種が求められることでしょう。

（2）高齢者の生活の変化と予測される間接的な健康への影響

　　2020 年の 1 回目の緊急事態宣言時には，人との交流，外出，その他さまざまな社会参加への自粛が求められ，多くの高齢者が従来の生活パターンを変更せざるをえなかったのではないかと思われます。

表 2-1　診断された人のうち，重症化する割合（%）（2020 年）（文献[5]により作成）

年代（歳） 診断月	0〜9	10〜19	20〜29	30〜39	40〜49	50〜59	60〜69	70〜79	80〜89	90〜	計
1〜4 月	0.69	0.90	0.80	1.52	3.43	6.40	15.25	26.20	34.72	36.24	9.80
6〜8 月	0.09	0.00	0.03	0.09	0.54	1.47	3.85	8.40	14.50	16.64	1.62

表 2-2　診断された人のうち，死亡する割合（%）（2020 年）（文献[5]により作成）

年代（歳） 診断月	0〜9	10〜19	20〜29	30〜39	40〜49	50〜59	60〜69	70〜79	80〜89	90〜	計
1〜4 月	0.00	0.00	0.00	0.36	0.61	1.18	5.49	17.05	30.72	34.50	5.62
6〜8 月	0.00	0.00	0.01	0.01	0.10	0.29	1.24	4.65	12.00	16.09	0.96

表 2-3　30 歳代と比較した場合の各年代の重症化率（2020 年）（文献[5]により作成）

年代（歳）	0〜9	10〜19	20〜29	30〜39	40〜49	50〜59	60〜69	70〜79	80〜89	90〜
重症化率	0.5 倍	0.2 倍	0.3 倍	1 倍	4 倍	10 倍	25 倍	47 倍	71 倍	78 倍

　公益財団法人さわやか福祉財団[6]が，同財団と連携して助け合い運動をしている全国の推進パートナー 96 人を対象にアンケート調査を実施したところ（実施期間：2020 年 4 月 24〜30 日，メールおよびホームページによる回答），「通いの場」や居場所づくりなどの活動の 9 割，住居を訪問して対面で行う助け合い活動の 3 割は COVID-19 感染拡大のためにやむをえず活動を休止していたということでした。また，その他の団体で，一部の参加者から生活維持上の強い必要性に基づく要望があって活動を続けていたところも，活動規模を縮小していたそうです。

　こうした活動が制限されることによる高齢者の心身への影響は計り知れません。これまで JAGES で行ってきた数多くの研究においても，高齢者における外出や歩行，人との交流，社会参加といった行動が，介護，認知症，転倒，うつ，高血圧，歯の喪失，糖尿病，もの忘れ，死亡などのリスクを減少し，主観的健康を高め，地域全体の高齢者の健康を向上する可能性があることが示されていますし，逆に，週 1 日も外出することがなく，人との交流，社会参加の機会がなくなると，うつ，要介護，認知症，早期死亡のリスクが高まる[7]ことがわかっています。つまり，高齢者においては，たとえ用心をして新型コロナウイルスに感染することがなくても，上記行動制限により，間接的に健康に重大な負の影響がもたらされる可能性があるということになります。

（3）実際に高齢者はどうしていたのか

　それでは，COVID-19 が感染拡大していく時期，高齢者は実際にどのように過ごしていたのでしょうか。高齢者へのアンケート調査の結果をもとに，COVID-19 流

行期の高齢者の状況を，具体的な数値から検討していきます。

Q. 外出の度合いは？

第 2 波が落ち着きつつあった 2020 年 9 月に行われた調査[8)]の結果を見てみましょう。このアンケート調査は，愛知県名古屋市在住で，地域のサロンに参加している 65 歳以上の高齢者を対象に，2017 年度から毎年実施しているもので，2020 年度までの全 4 回調査すべてに回答した 544 人について分析を行っています（図 2-1）。

「昨年と比べて外出の回数は減っていますか」という質問への回答に対し，「とても減っている」「減っている」という人が全体の 63.7% と，約 2/3 の高齢者が前年より外出を控えていること，例年の約 3 倍となっていることが示されました。このように，外出の機会が著しく減少することで，要介護リスクほか，さまざまな健康へのリスクが高まるものと考えられます。

Q. テレビの視聴時間は？

ここからは，2020 年度の JAGES 調査（2020 年 12 月～2021 年 2 月）をもとに，10 市町村からの回答 10,550 人分の分析結果を示します。アンケートでは主に，1 回目の緊急事態宣言期間中（2020 年 4 月～5 月）のことについてたずねています。

まず，高齢者の COVID-19 に対する関心度を，テレビの視聴時間から見てみましょう。

「新型コロナウイルスに関するテレビ番組（NHK，民放）を 1 日にどれくらい見ていましたか」との質問に対し，回答は多い順に，「1～2 時間」（45.9%），「3～4 時間」（24.3%），「1 時間未満」（23.5%），「5 時間以上」（6.4%）で，全体の 76.6% が 1 時間以上は関連する番組を視聴していたことがわかりました（無回答 322 人を除く）。

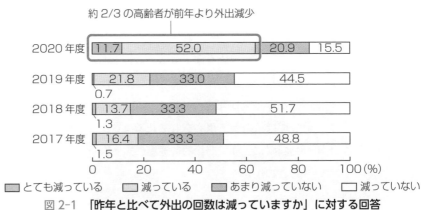

図 2-1　「昨年と比べて外出の回数は減っていますか」に対する回答
（名古屋市の地域サロンに参加している高齢者 544 人）[8)]

Q. 自身の感染の可能性については？

　それでは，高齢者は感染をどの程度，身近なことととらえていたのでしょうか。

　「緊急事態宣言期間中（2020年4〜5月），あなた自身が新型コロナウイルスに感染する可能性はどの程度あると感じていましたか」という質問に対しては，（可能性は）「全くない」（8.8%），「あまりない」（39.9%），「多少ある」（44.5%），「かなりある」（6.9%）という回答内容でした。「多少ある」と「かなりある」を合わせると51.4%になりますが，逆に，48.7%もの人が感染の可能性を「全く／あまりない」ととらえていることがわかりました。

Q. 他の人の行動，他の人の目をどう感じた？

　自粛期間中は，自粛しない人に対して批判などが行われるという，いわゆる「自粛警察」なるものも話題になりました。高齢者は，他者をどう感じていたのでしょうか。

　「あなたが感じたり経験したりしたこと」について，具体的に該当する事項をたずねたところ，「普段と変わらない生活をする人（マスクをしないなど）に腹を立てた」が8.3%，「外出するときに人の目が気になった」が7.9%と，いずれも該当者は1割にも満たず，意外なことに多くの高齢者は他の人のことはあまり気にしていなかったようです。

Q.「通いの場」に参加／非参加の高齢者の感染予防行動／健康行動は？

　日本人は欧米人などに比べてマスクを着用することに抵抗がなく，多くの国民は手洗いなどの感染予防行動にも余念がなかったと思われますが，高齢者はどのような感染予防に努め，健康を維持しようとしていたのでしょうか。

　2019年度のJAGES調査で「通いの場」の参加の有無について回答，かつ，2020年度の調査にも参加していただいた高齢者9,231人のみを対象に，参加の有無によって1回目の緊急事態宣言期間中（2020年4〜5月）の行動に違いがあるかどうかを検討してみました。

　その結果，図2-2に示すように，「通いの場」の参加者は，感染予防行動／健康行動9項目すべてにおいて，非参加者に比べて実施している高齢者の割合が高かったのですが，特に，「ストレッチや運動を行う」（参加者60.6%，非参加者38.2%），「栄養のある食事をとる」（参加者63.9%，非参加者48.3%），「こまめに部屋の換気または除菌を行う」（参加者59.1%，非参加者49.2%）などは差が大きく，また，9項目のうち7項目以上を実施していた人も多く見られました（参加者45.5%，非参加者31.5%）。

　以上，アンケート調査をもとに，高齢者がCOVID-19流行期にどのように過ごしていたのかを紹介しました。その結果から，多くの高齢者が外出を控えるように

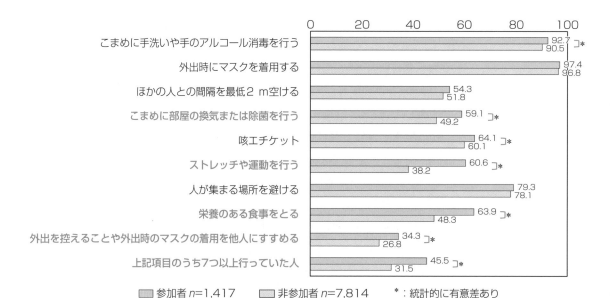

図2-2　「通いの場」参加者と非参加者が 1 回目の緊急事態宣言期間中（2020 年 4～5 月）にとっていた感染予防行動／健康行動 9 項目の該当者割合（複数回答）

なったことがわかり，健康への影響が懸念されましたが，その一方で，マスク着用や手洗いなど，第 1 波のころは基本的な感染予防行動がかなり行われていたこともわかりました。中でも「通いの場」の参加者は，非参加者に比べ，感染予防行動，健康行動ともに積極的な傾向が見られ，「通いの場」で得た知識やさまざまな情報がこうした行動を後押ししていた可能も考えられます。また，健康を維持しながら「通いの場」の再開を心待ちにしていた高齢者，あるいは，換気や除菌（消毒）に気をつけながら「通いの場」の活動を継続していた高齢者の存在が，こうした数値に表れている気もします。

　いずれにしても，COVID-19 流行期という逆境下において，「通いの場」の参加者がより感染予防行動，健康行動を行っていたということは，「通いの場」の一つの強みといえるのではないでしょうか。　　　　　　　　　　　　　　　　〔木村〕

2）ポストコロナ時代の「通いの場」開催 ─厚生労働省による留意事項などから─

　COVID-19 の世界的な流行によって，人々の日常生活に多くの変化が生じています。国内では，2020 年 1 月に最初の陽性者が確認されて以降，政府によってさまざまな感染予防対策が講じられてきました。

　一方，普段の日常生活の活動範囲，特に高齢者では，通常のケアやサポート，社会とのつながりなどに制限がかかっており，これらが与える健康への影響が懸念さ

れています。自宅で過ごす時間が増え，離れて暮らす家族や友人と交流する機会が減り，仕事や地域での活動も一時的に中止されるような環境では，身体面のみでなく精神面への負担も伴います。WHOでは，このような高齢者が健康的な生活を維持できるような機会をもつことを推奨しています[9]。

国内の介護予防・日常生活支援総合事業などの，高齢者が多く集まる各種事業については，地域における感染の状況を勘案しながら対応するよう求められています[10,11]。

2020年4月，国内では新型インフルエンザ等対策特別措置法（平成24年法律第31号）第32条第1項に基づく緊急事態宣言が発出されましたが，その解除を踏まえて改定された基本的対処方針で，「新しい生活様式」の定着などを前提として，外出の自粛や施設の使用制限の要請などの緩和が示されました。

この際，厚生労働省では，対応については各都道府県の方針に従うことを前提とした上で，COVID-19の拡大防止に配慮して「通いの場」などの取り組みを実施するために参考となるような留意事項を整理しています[12]。COVID-19の感染拡大防止を図りつつ，介護予防の取り組みを推進することは，「withコロナ時代」にあっても重要であり，地域の実情を踏まえた取り組みが期待されています。

ここでは，主として厚生労働省の示す留意事項に沿いながら，基本となる点について述べます。

(1)「通いの場」を開催するための基本的な留意点

「通いの場」を開催するかどうか，また，実施方法については，地域におけるCOVID-19の流行状況を確認し，市町村の保健師や感染症に詳しい専門職と相談しながら判断します。

基本的な考え方として，COVID-19の拡大防止に配慮し，3つの「密」（密閉，密集，密接）を避けることが重要です。集団感染が生じた場の共通点を踏まえると，特に，

・密閉空間（換気の悪い密閉空間であること）
・密集場所（多くの人が密集していること）
・密接場面（互いに手を伸ばしたら届く距離での会話や発声が行われること）

という3つの条件が同時に重なる場では，感染を拡大させるリスクが高いと考えられています[13]。「通いの場」の運営者・リーダー，参加者ともに感染防止の基本である「人と人との距離の確保」「マスクの着用」「手洗い」を実践することが重要です。

運営者・リーダーは，まずCOVID-19の感染経路である飛沫感染と接触感染のそれぞれについて対策することが必要です。

〔飛沫感染〕

感染者の飛沫（くしゃみ，咳，唾液など）と一緒にウイルスが放出され，他の人

がそのウイルスを口や鼻などから吸い込んで感染すること。

➡ **対策**：換気を行ったり，参加者同士の距離をとったりする。開催場所（広さ，屋内・屋外など）や時間，回数，参加人数，プログラムなどを具体的に計画して対応を行う。

〔接触感染〕

感染者がくしゃみや咳を手で押さえた後，ウイルスが付着した手でまわりの物に触れ，他者がそれを触ることによってウイルスが手に付着し，その手で口や鼻を触った際に粘膜から感染すること。

➡ **対策**：ドアノブや電気スイッチ，リモコンなど，多数の人の手に触れる場所や物，共有の椅子や机，用具などの使用頻度を調べ，消毒が必要な場所の確認や，触れる箇所を減らす工夫を行う。

研究報告[14]によると，COVID-19は飛沫感染が主体とされ，換気の悪い環境では，咳やくしゃみでなくても感染すると考えられています。また，ウイルスを含む飛沫などによって汚染された表面からの接触感染もあると考えられています。感染者の中でも症状のある人が感染伝播の主体ですが，発症前の潜伏期にある人や無症状のウイルス保有者からの感染リスクもあるとされています。

(2) 「通いの場」に参加する際の具体的な留意事項

「通いの場」に参加する際には，運営者・リーダー・参加者が共通して留意しなければならないこと，また，特に運営者・リーダーが配慮すべき事項があります。

❶ 運営者・リーダー・参加者がともに留意すること

・事前に体温を計測し，発熱や風邪の症状がある場合は，無理せず参加を控える。
・症状がなくてもマスクを着用する。
・手洗い（アルコール消毒による手指消毒でも可）を徹底する。
・参加者同士の間隔は，互いに手を伸ばしたら手が届く範囲以上（できるだけ2m，最低1m）あける。
・正面に立たない，対面にならないように座る。

❷ 運営者・リーダーが配慮すべきこと

・参加者名簿を作成の上，開始前に参加者の体温や体調を確認し，記録する。発熱などが認められる場合には，参加を断る。
・複数の人の手が触れる場所や物（手すり，ドアノブ，テーブル，椅子など）は，適宜，塩素系漂白剤（次亜塩素酸ナトリウム0.05％）などで消毒する。
・室内で開催する場合は，1時間に2回以上の換気（2方向の窓を，1回につき数

分程度，全開にするなど）を行う。

・活動時間を可能な限り短くするよう工夫する。

〔体操など体を動かす活動をする場合〕

・マスクをつけて運動をする場合は，マスクをしないときに比べて体への負荷が著しく大きくなる可能性があるため，かかりつけ医の意見なども踏まえ，無理のないよう負荷を下げたり，休憩をとったりするなど配慮する。

〔会食や茶話会など飲食を伴う活動をする場合〕

・対面ではなく，横並びで座るなど，座席の配置を工夫する。
・大皿は避け，個別に配膳する（茶菓は個別包装されたものが望ましい）。
・手や口が触れるようなもの（食器やコップ，箸など）は，適切に洗浄消毒するなどの対応を図る。

＊次ページに，「通いの場」開催に当たって運営者・リーダーがチェックすべき項目，参加者がチェックすべき項目をまとめたシートを掲載します。配布・掲示などして，互いに意識しながら開催しましょう。

(3) 市町村担当者における留意事項

　「通いの場」などの開催に当たっては，地域の感染状況に応じた対応が重要であるため，市町村担当者は「通いの場」などの運営者・リーダーからの相談に適切に対応することが求められています。また，高齢者が「通いの場」への参加を控えることも想定されるため，その場合に居宅においても健康を維持できるよう，運動，食生活や口腔ケア，人との交流のポイントなどについて情報提供するとともに[11]，必要に応じて心身の状況や生活の実態などを訪問などにより把握し，参加の呼び掛けや必要なサービスにつなぐなど，適切な支援を行うことが求められています。

　全国の市町村などの活動事例も参考に，ICT（information and communication technology：情報通信技術）の活用や住民間での個別訪問を組み合わせるなど，「通いの場」などに集まる取り組みにとどまらず，社会参加や地域づくりにつながる多様な取り組みの展開について検討することが示されています[12]。

(4) 高齢者が居宅において健康を維持するための留意事項

　健康を維持する上で特に重要なこととして，「運動」「食生活・口腔ケア」「人との交流」が指摘されており，そのポイントは，次のように整理されています。

◎「通いの場」開催時のチェックシート（運営者・リーダー用）

事前	☐	自分自身の**健康管理**（体温・体調のチェック）を行っている。
	☐	参加者の**体温・体調の確認**（**参加者名簿の作成・記録**）を行っている。
	☐	参加者への呼び掛け（「毎日体温を計測する」「症状がなくてもマスクを着用する」「水と石鹸でていねいな手洗いをする」）を行っている。 ※発熱などの症状がある場合には，参加の取りやめ。
	☐	市町村担当者などとの連携を行っている(参加しなくなった人の把握や参加の呼び掛けなど)。
当日	☐	マスクの着用・手洗い（アルコールによる手指消毒でもよい）を徹底している。
	☐	複数の人が触れる手すり，ドアノブ，テーブル，椅子などの消毒（塩素系漂白剤（次亜塩素酸ナトリウム0.05%）やアルコールなどで）を行っている。
	☐	室内で開催する場合は，**1時間に2回以上の換気**を行っている。
	☐	参加者同士の間隔は，**互いに手を伸ばしたら手が届く範囲以上**あけている(できるだけ2m，最低1m)。
	☐	会話をする際は，**正面に立たないように**注意を促している。
	☐	文字（紙）や録音，マイクなどを活用するなど，**大きな声を出す機会を少なく**するよう工夫している。
体操あり	☐	マスクをつけて運動をする場合は，体への負荷が著しく大きくなりやすいため，**無理のないよう負荷を下げたり，休憩をとったり**などの配慮をしている。 注：公園など，屋外で人と十分な距離（2m以上）を確保できる場合は，マスクを外す。
	☐	熱中症予防のため，**こまめな水分補給**や**室温調整**などを行うよう気をつけている。
飲食あり	☐	**横並びで座る**などの座席の配置を工夫し，距離をとるように調整している。
	☐	大皿を避けて**個別に配膳**し，茶菓は**個別包装**されたものを用意している。
	☐	食器やコップ，箸などは，**使い捨て**にしたり，**洗剤でしっかりと洗ったり**している。

（厚生労働省：「新型コロナウイルス感染症に気をつけて通いの場に参加するための留意点」より改変・作成）

◎「通いの場」参加時のチェックシート（参加者用）

☐	体温の計測：＿＿＿℃（発熱や風邪の症状はない）。
☐	体調がよい（体調が悪いときは参加を控える）。
☐	マスクを着用する。
☐	こまめに手洗いをする（アルコールによる手指消毒でもよい）。
☐	他の人と距離をとる（互いに手を伸ばしたら手が届く範囲以上（できるだけ2m，最低1m）あける）。
☐	会話をするときは，正面に立たないようにする。
☐	マスクをつけて運動をする場合は，無理をせず，早めに休憩をとる。
☐	熱中症予防のため，こまめに水分補給をする。
☐	対面ではなく，横並びで座る（飲食中の会話はしない）。
☐	茶菓は個別包装されたものを選ぶ。
☐	食器・コップ・箸などは，ほかの人と共有しない。

（厚生労働省：「新型コロナウイルス感染症に気をつけて通いの場に参加するための留意点」より改変・作成）

❶ 運動

「動かない」(生活が不活発な) 状態が続くことにより、心身の機能が低下して「動けなくなる」ことが懸念されます。また、転倒などを予防するためにも、日ごろからの運動が大切です。

【ポイント】

- ・人混みを避けて、1人や限られた人数で散歩する。
- ・家の中や庭などでできる運動(ラジオ体操、自治体のオリジナル体操、スクワットなど)を行う。
- ・家事（庭いじりや片づけ、立位を保持した調理など）や農作業などで体を動かす。
- ・座っている時間を減らし、足踏みをするなど、体を動かす。

❷ 食生活・口腔ケア

低栄養を予防し、免疫力を低下させないために、十分に栄養をとることや口の健康を保つことが大切です。

【ポイント】

- ・3食欠かさずバランスよく食べて、規則正しい生活を心掛ける。
- ・毎食後、寝る前に歯磨きをする。
- ・しっかり噛んで食べる、1人で歌の練習をする、早口言葉をいうなど、口まわりの筋肉を保つ。

❸ 人との交流

孤独を防ぎ、心身の健康を保つために、人との交流や助け合いが大切です。

【ポイント】

- ・家族や友人と電話で話す。
- ・家族や友人と手紙やメール、SNS（ソーシャル・ネットワーキング・サービス）などを活用し、交流する。
- ・買い物や移動など、困ったときに助けを呼べる相手を考えておく。

> **参考となる厚生労働省のサイト**［2021.11.1］
> ・首相官邸，厚生労働省：3 つの密を避けるための手引き.
> 〈https://www.mhlw.go.jp/content/10900000/000622211.pdf〉
> ・厚生労働省：新型コロナウイルスを想定した「新しい生活様式」の実践例.
> 〈https://www.mhlw.go.jp/stf/seisakunitsuite/bunya/0000121431_newlifestyle.html〉
> ・首相官邸，厚生労働省：咳エチケット.
> 〈https://www.mhlw.go.jp/content/10900000/000593495.pdf〉
> ・厚生労働省，経済産業省：新型コロナウイルス対策 身のまわりを清潔にしましょう.
> 〈https://www.mhlw.go.jp/content/10900000/000645359.pdf〉
> ・厚生労働省：地域がいきいき 集まろう！ 通いの場.
> 〈https://kayoinoba.mhlw.go.jp〉

〔児玉〕

3）感染症流行下および収束期における「通いの場」での具体的取り組み

　COVID-19 流行下においては，高齢者の感染予防のため，「通いの場」をはじめとするさまざまな活動が休止され，その健康への影響が懸念されていることはすでに 1）（p. 42）で述べました。「通いの場」の存続の危機を感じた方も少なくないかもしれません。

　しかし，このような中でもアイディアを出し合い，できる範囲での活動をし，逆に以前よりも「通いの場」のメンバー同士のつながりが深まったというケースも少なくありません。また，高齢者の健康維持のためには，体を動かしたり人と交流したりすることが必須ですが，そのための働き掛けもさまざまで，地域による特色が見られました。ここでは，その一部を紹介します。

（1）「つながる」をつくるアイディア

〔手紙，リーフレット，「しゅくだい」でつながる〕

　まず，COVID-19 感染拡大を受けての外出制限などで最も気になるのは，独居の高齢者のことではないかと思います。

　福岡県中間市[15]では，各自治会の独居高齢者およびその予備軍（高齢者のみ／日中高齢者のみ世帯）が自治会の公民館に集い，高齢者に特化した疾病についての学習や介護予防（口腔・体操），ゲーム，食事を行う「通いの場」＝「おひとりさまのつどい」（以下，「つどい」）を実施していました。

　しかし，COVID-19 感染拡大により，公民館での「つどい」の開催は延期せざるをえなくなりました。そこで，「つどい」参加者の安否確認や社会参加の継続を目的とし，中間南校区まちづくり協議会から独居高齢者（530 人）に手紙を郵送し，そこに COVID-19 に関する情報や給付金詐欺の注意・啓発チラシも同封したそうで

す。また，COVID-19に関するリーフレット（高齢者に特化した内容）を自治会連合会，老人クラブ連合会が配布し，投函されたリーフレットの受け取り状況で安否確認を行ったそうです。

　こうした活動は，「つどい」への参加が唯一の社会参加の場となっている独居高齢者を外部（地域）につなぎ，活動に不安を感じていた担い手のモチベーション低下の予防にも効果があったといいます。

　また，東京都葛飾区「ゆずの会」[16]では，健康づくりと介護予防のサロンが開催できなくなった代わりに，高齢者の方々に「しゅくだい」（折り紙の「鯉のぼりとかぶと」づくり，花飾りペーパーの「母の日のカーネーション」づくり）を出すことにしたそうです。そして，材料と連絡先をポスティングで配布したところ，作り方の問い合わせや完成の報告などもあり，高齢者の元気な声を聞くことができたほか，高齢者同士が作り方を近所の公園のベンチで教え合うなど，「できることでつながる」たすきリレーが生まれ，「心のつながり」を実感することができたということでした。

〔回覧板でつながる〕

　岡山県倉敷市（くらしき）の「通いの場」・豪雨災害被災者仮設住宅[17]では，「集わなくてもつながることができるしくみ」として，昔ながらの回覧板に交換日記機能を加えた「つながる回覧」を作成していました。これは，1人1ページずつ「現在の近況」「最近の生活で気になること，不安なこと」などを書き，他のメンバーがコメント（お返事）を記入し，つながりを感じられるようにしたものだそうです。同時に，COVID-19に関する正しい情報や地域の動きなどをまとめたチラシも同封し，情報を届け，次の回覧先へ持参する＝軽い運動にもつなげられる，という利点も見られました。

　運営者には葛藤（感染拡大防止への責任と，メンバーがフレイル，孤独死になるのではないかという危機感）もあったそうですが，回覧によって暮らしぶりの把握，個別の声掛け，生活支援が可能になったということですので，運営者にとっても安心感を得られ，モチベーションを維持できるような取り組みであったのではないかと考えられます。

　また，倉敷市社会福祉協議会の生活支援コーディネーターにうかがったところ，被災地の仮設住宅以外でも「つながる回覧」に取り組んだ「通いの場」が数か所あり，それらはいずれも比較的早く，COVID-19感染拡大による活動の休止から再開されたということでした。回覧の中の日記には，多くのメンバーの再会を希望するコメントが記されており，それが後押しとなり，早い段階で地域交流を再開する決断ができたという「通いの場」の代表者の声が多かったそうです。COVID-19流行下における取り組みが「通いの場」の仲間の結びつきを一層強め，さらに活動再開を促進することにつながったという成功事例の一つではないかと思います。

〔少人数での社会参加を続けてつながる〕

　一方，少人数での集まりや共通の目的で自宅でも取り組める活動として岡山県倉敷市内で広まったのが，倉敷市社会福祉協議会が行った「つながり・安心□増すマスクプロジェクト」[18]でした。同プロジェクトでは，感染予防を意識した「通いの場」でのマスクづくりを実施することで，高齢者の社会参加と活躍を継続したそうです。

　企業・社会福祉法人，寺社などからマスクの素材提供を募集し，集まった多くの素材を用いて「通いの場」でマスクを作成し，これをご近所に届けたり，社会福祉協議会のマスクバンクに提供したりする，という一連の流れの中で，交流・活躍・支え合いが可能になっていったそうです。また，地域と企業・法人とのつながりが深まり，加えてマスクをきっかけとした見守り支援（担い手と支援のマッチング）もできたそうです。

〔ルーティーンを崩さないでつながる〕

　散歩をしながら自由に集まる会「あなたの元気を届けよう」プロジェクト（ひかりが丘ふれあいクラブ，奈良県生駒市）[19]も大変ユニークです。同プロジェクトでは，COVID-19感染拡大を受けて普段行っていた「いきいき百歳体操」を自粛しなくてはならなくなった際，「百歳体操」を開催していた同じ場所，同じ曜日，同じ時間帯にあえて自由に集まる会を設定したそうです。そして，「百歳体操」の参加者に対し，「元気ですカード」を配布しておき，火曜日の9〜10時の間に集会場前に設置されたボックスにカードを投函すること，花びらを1枚，木の幹のイラストに貼りつけることをお願いしたということで，それがこちら（写真2-1）です。

　このような活動を毎週繰り返すことにより，参加者の状態を確認でき，参加者は徐々に増えていく花びらを見て，他者とのつながりを感じられたそうです。活動経費は合計15,300円と安価でもありますし，つながりを視覚的に訴えるきわめて効果的な方法ではないでしょうか。

　また，このプロジェクトには後日談があります。同プロジェクトを進めてこら

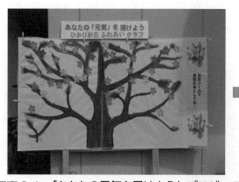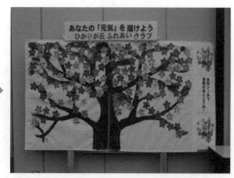

写真2-1　「あなたの元気を届けよう」プロジェクト（ひかりが丘ふれあいクラブ，奈良県生駒市）[19]

れた生駒市老人クラブの顧問にお話をうかがったところ，2020年6月の「百歳体操」再開後，参加者が増加し，体操の日を2部制にして実施するようになったということです（2019年12月〜2020年2月は平均48人，2020年6〜8月は平均55人）。COVID-19感染拡大を受けて巣ごもり状態であった高齢者がつながりの重要性を再認識し，「通いの場」の参加に積極的になったのではないか，ということで，2021年4月1日の時点でも，まだ増加した人数のまま維持されているそうです。さらに，「百歳体操」参加者の中から，本取り組みを通じて同じ思いを共有するメンバーが集まり，「百歳体操」のサポーター（支え手）ができたということでした。

　つまり，COVID-19流行下での取り組みにより「通いの場」の参加者が増え，支援する側に転じる高齢者も出現するという，理想的な結果を生み出した事例といえるでしょう。

　なお，この生駒市の「あなたの元気を届けよう」プロジェクト，上記倉敷市の「つながり・安心☑増すマスクプロジェクト」「つながる回覧」については，さわやか福祉財団が動画を作成し，ウェブサイトやYouTubeで公開しています（https://www.sawayakazaidan.or.jp/library/）。

〔郵便局でつながる〕

　こちらは，高齢者の生活実態をよく考え，利便性を活かした取り組みです。

　愛知県東栄町 粟代地区[20]の住民の代表を中心としたメンバーは，外出自粛要請が出た場合を想定して，高齢者の買い物難民化と，交流の機会が減少することによるメンタルヘルス不調対策を考えました。そして，多くの高齢者が年金の出金のために郵便局を訪れるという生活実態に合わせて，カップラーメンや米など，保存がきき，カロリーがとれるものを郵便局で購入できるよう，販売環境を整えたそうです。また，保存食や米を備蓄し，緊急時に地域の人たちに配布できるよう準備し，加えて，すべての高齢者のみ世帯に困りごとがあれば連絡してもらえるよう，チラシを配布し，困りごとの相談や相談場所の明確化を図ったそうです。

　こうした方法は，外出制限が出されなかったとしても，災害時などにも応用できますし，大変画期的なことではないでしょうか。

(2) 運動をすすめるアプローチ

〔「ご当地体操」の普及・啓発〕

　多くの「通いの場」で多く取り入れられている運動ですが，COVID-19感染拡大を受けて「通いの場」に行けなくなり，その上，外出の機会が減るとなると，いかにして自宅で体を動かす機会をつくるか，運動を奨励するか，が重要となってくると思います。

　その対策として，厚生労働省の「通いの場」サイトに「ご当地体操マップ」[21]が掲載され，地域の特色が反映されている「ご当地体操」の動画を視聴することができ

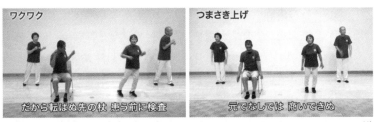

写真 2-2　摂津市 「わくわくやる気体操　大層がらずに体操しましょ！」[22]

ます。各自治体のウェブサイトや YouTube などでも公開されているそうですが，「みじかめ」（5分程度）など，後期高齢者でも無理なく簡単にできるような運動も多くあります。

　ここでは，大阪府摂津市[22]のご当地体操を紹介します。「わくわくやる気体操」というもので，「大層がらずに体操しましょ！」（桂雀三郎 with まんぷくブラザーズ，作詞・作曲・編曲：リート山中）という歌に合わせて体操をするものですが，その歌詞が大変ユニークです（写真 2-2）。

　「転ばぬ先の杖　患う前に検査」「体が資本　元で（手）なしでは商いできぬ」など，高齢者の健康にとって特に大事な「笑い」を誘発するような，楽しめる体操となっています。摂津市職員にうかがったところ，この動画は 2019 年度にはすでに YouTube で公開されており，COVID-19 感染拡大下では上記厚生労働省ウェブサイトで公開されたほか，希望者には DVD や CD を郵送していたそうです。他県からの問い合わせもあり，また，子どももまねをして踊っているなど，幅広い年代に好評のようでした。

　総務省[23]が行った調査によると，高齢者のインターネット利用率は著しく上昇しており，70〜79 歳で 51.0%（2018 年）から 74.2%（2019 年），80 歳以上で 21.5%（2018 年）から 57.5%（2019 年）と，すでに利用者は同年代の過半数を超えています。したがって，インターネットを通じたこのようなアプローチは COVID-19 流行下においてもきわめて有効な手段ではないかと考えます（4）も参照：p. 58）。実際，ある自治体の職員が YouTube に体操の動画をアップしたところ，何人もの高齢者から問い合わせがあったといい，想像以上の反響に驚いたともうかがっています。

　ただその一方で，パソコン，スマートフォンなどに全く触れたことがない高齢者で，家族も近くに住んでいない場合などは，使い方を教える人が側にいないため，使いこなすことは現実には難しい，などといった自治体職員の意見もありました。

〔インターネットへのアクセスが困難な場合〕

　このようにインターネットへのアクセスが難しい高齢者が多い地域では，先述の摂津市のように DVD や CD を希望者に配布するという方法が有効でしょう。また，町内 9 割以上の家庭に設置してあるという告知端末（テレビ電話）で「運動の仕方」

の静止画を表示する（鳥取県智頭町）[24]，ローカルテレビに委託して高齢者向け介護予防体操のテレビ放送を行う，介護予防体操DVDの無料配布や自宅でできる介護予防プログラムの送付を行う（兵庫県神戸市）[25]，市で普及・啓発している「いちはら筋金近トレ体操」を地方放送・市のホームページ・広報・リーフレットで周知する（千葉県市原市）[26]，といった方法もとられていました。

〔さまざまな情報発信の工夫〕

　また，毎日の生活の中で不活発病を予防できる工夫をまとめたチラシを市のウェブサイト上で公開・全戸配布，地元ケーブルテレビで放送し，普及・啓発を行う（大分県竹田市）[27]，誰でもできる体操の記事を広報や市のウェブサイトに掲載し，自宅でフレイル予防に努められるよう啓発を行い，さらに電話での聞き取りを行い，週1回以上の運動習慣がない人には地域包括支援センターが再確認をし，フレイルの可能性がある場合には保健師や管理栄養士が家庭訪問をする（千葉県松戸市）[28]など，フォローにつないでいる自治体も見られました。

　ほかに，自宅でできる体操資料と実施状況を記録する色塗りカレンダーの配布，利用者が楽しく取り組めるよう，地域にちなんだオリジナルの脳トレプリントを「宿題」として配布する（熊本県御船町）[29]，フレイル予防のための脳トレ教材（塗り絵・折り紙など）に手紙をセットし，戸別訪問を行う（茨城県大洗町）[30]，介護予防教室の講師が朝起きてトイレに行く動線の中でできる運動の動画を配信する（奈良県天理市）[31]など，さまざまな工夫が見られています。

　中には，若い層にも興味をもってもらえるように，ホームタウンサッカーチームである「FC町田ゼルビア」と協働して，フレイル予防のための運動メニューを紹介し，さまざまな情報提供を行うなど，他世代に向けたアプローチもあり，さらに，フレイル予防についてのチラシは，特別給付金申請書とともに送付するなど，重要な書類とセットで情報提供するというアイディアも見られました（東京都町田市）[32]。

　最後に，東日本大震災の被災地の例[33]も紹介したいと思います。宮城県名取市の災害公営住宅のある閖上中央第1団地では，おしゃべりの場だったサロンが2020年4月中旬に閉鎖となり，毎朝のラジオ体操も中止となりました。

　そこで，支援団体「どっと．なとり」の支援員が各戸から見える広場でお手本を演じ，週に1回，NHK総合の「テレビ体操」の時間に住民にベランダに出てもらい，皆で体操をするという取り組みを開始しました。高齢の入居者の孤立や運動不足を防ごうというものです。高齢化が進む公営住宅では，単に体を動かすというだけでなく，このように互いの顔を見て，挨拶を交わすこともまた，とても重要なことでしょう。

　以上，COVID-19流行下における「通いの場」での取り組みを紹介しました。COVID-19流行下，最もハイリスクとされる高齢者を対象とした「通いの場」の運

営は，困難を極めたことと思われます。そのような中でも，関係者がさまざまなアイディアを出し，絆を深め，つながりを継続し，以前よりも参加者を増やしたり，支援者を増やしたりされていることは，高齢社会の大きな励みになるのではないでしょうか。　　　　　　　　　　　　　　　　　　　　　　　　　　　　　　〔木村〕

4) これからの「通いの場」

(1)「通いの場」におけるインターネット活用

　ここでは，COVID-19 流行下である「with コロナ時代」，収束後の「ポストコロナ時代」におけるこれからの「通いの場」を考える上で重要となることが予想される，インターネット活用について紹介します。

〔ハイブリッドなコミュニティの形成支援の重要性〕

　2020 年 8 月 27 日，Smart Wellness City 首長研究会（事務局長：久野譜也筑波大学教授），日本老年学的評価研究機構（代表理事：近藤克則千葉大学教授），東京大学高齢社会総合研究機構（機構長：飯島勝矢東京大学教授）の 3 組織が，COVID-19 感染予防による「健康二次被害」予防活動を全国的に実施できる環境整備を促進させるための提言書「With コロナによる健康二次被害を社会参加やスポーツで予防し，国民を"健幸"にするための緊急提言」[34] を発表しました。

　COVID-19 の感染予防や感染への恐れから，社会参加・交流，「通いの場」の活動制限が生じていることは，これまで紹介したとおりです。また，JAGES による縦断研究を蓄積した報告[35,36]において，社会参加していないこと，社会的孤立，閉じこもりが高齢者の健康を損なうことがわかっています。今後，その影響が長引くようであれば，感染症によらない健康二次被害（生活機能低下，認知機能低下など）が変化・拡大することが危惧されています。

　提言書では，前述した社会参加・交流の制限による健康二次被害を防ぐために，高齢者も参加可能な新しいハイブリッドコミュニティ（オフラインとオンライン）の形成支援（図 2-3）を進めることが急務であることが記されています[34]。

　具体的には，① 対面での「通いの場」や交流を望む高齢者には，自治体や民間が感染予防を強化した上で，オフラインコミュニティの再開促進・継続の支援，② 高齢者でも容易に使用可能な ICT 環境（Wi-Fi 環境やオンラインコミュニケーションツール）の整備を実施することと明記されています[34]。COVID-19 による社会参加・交流の制限をインターネット活用により補うことができれば，健康二次被害を防げる可能性があります。

〔高齢者・「通いの場」におけるインターネット活用は現実的か〕

　高齢者，そして「通いの場」におけるインターネット活用は難しいのではないか

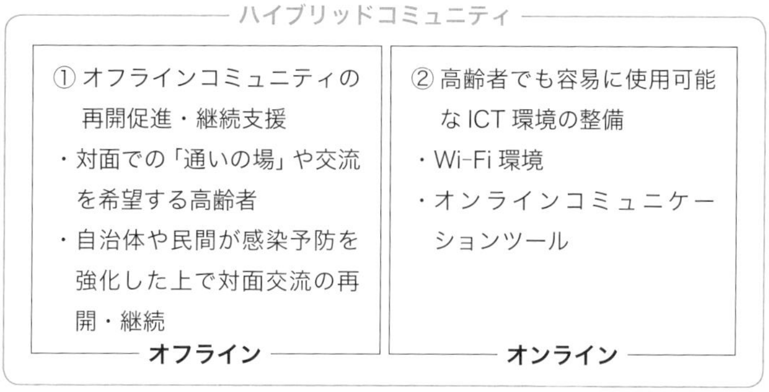

図 2-3　**オフラインとオンラインのハイブリッドコミュニティの形成支援**

という声もあります。実際，日本の高齢者はどのくらいインターネットを利用しているのでしょうか。そこで，JAGES 2019 年度調査に参加した 64 市町村の高齢者を対象に，インターネット利用割合を調べました[37]。

「あなたは過去 1 年間に，インターネットやメールを使いましたか」とたずね，「月数回以上使う」と回答した人を「インターネット利用あり」と定義して，全体，前期（65〜74 歳），後期（75 歳以上）高齢者別に集計し，その後，市町村別にも集計しました（後述）。

その結果，「インターネット利用あり」の割合は，全体で 60.8％でした。前期高齢者では，72.7％と 7 割を超えており，後期高齢者では，46.5％となっていました（図2-4）[37]。総務省による通信利用動向調査でも，高齢者におけるインターネット利用割合が伸びており，2019 年時点での利用割合は，60〜69 歳 90.5％，70〜79 歳 74.2％，80 歳以上 57.5％と報告されています[23]。

普及学の基礎理論として知られるエベレット・M・ロジャーズ（Everett M. Rogers）のモデルでは，顧客を普及の段階別に，

- 「イノベーター」（全体の 2.5％）：新しいものを積極的に導入する，好奇心をもった層
- 「アーリーアダプター」（13.5％）：世間のトレンドに敏感な層
- 「アーリーマジョリティ」（34.0％）：情報感度は高いが，新しいものの採用に慎重な層
- 「レイトマジョリティ」（34.0％）：新しいものの導入には消極的な層
- 「ラガード」（16.0％）：最も保守的で，伝統・文化的なレベルにならないと採用しない層

の 5 つのタイプに区分しています[38]（図 2-5）。

この理論[38]では，「イノベーター」と「アーリーアダプター」を合わせた層（16.0％）の後に「キャズム」という溝が存在し，この「キャズム」を超えると，新技術や新流行は急激に広がっていくとされています。日本の高齢者におけるインターネット利用割合は前期・後期高齢者ともに，すでに「キャズム」をはるかに超え，「レイト

59

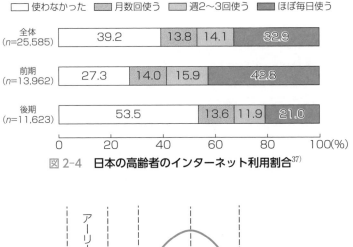

図 2-4　日本の高齢者のインターネット利用割合[37]

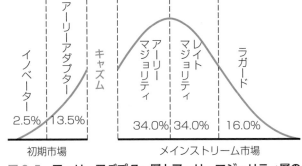

図 2-5　アーリーアダプター層とアーリーマジョリティ層の
間の「深い溝」(キャズム)（文献[38]により作成）

マジョリティ」に届いており，高齢者・「通いの場」におけるインターネットの活用
は現実的な段階と考えられます。

〔高齢者・「通いの場」におけるインターネット活用への期待と課題〕

　JAGES の約 3 年間の縦断データを用いた分析により，高齢者におけるコミュニ
ケーション目的でのインターネット利用者では，うつ発症リスクが 3 割も抑制され
ていたことが報告されています[39]。このことより，「通いの場」へのインターネット
活用により，参加者の要介護リスクが軽減することが期待されており，今後さらな
る研究が必要になります。

　COVID-19 流行下では，社会参加・交流の制限をインターネット活用により補う
ことが主な目的となります。しかし，「通いの場」におけるインターネット活用は，
COVID-19 収束後の「ポストコロナ時代」を見据えても有用な可能性を秘めていま
す。

　「通いの場」におけるインターネット活用のイメージを図 2-6 に示します。イン
ターネットを活用することで，参加者全員や，「通いの場」の会場に来ることができ
ない人ともオンラインでつながることが可能となります。「ポストコロナ時代」にお
いても，オンラインでのつながりを活用することで，連絡や運営負担を軽減するこ

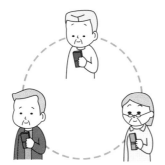

参加者全員がオンラインでつながる

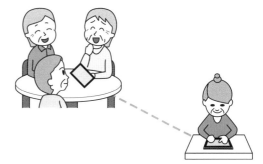

会場に来られない人ともオンラインでつながる

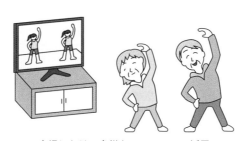

会場における多様なコンテンツの活用

図 2-6　「通いの場」におけるインターネット活用のイメージ

とが可能になると考えられます。また,「通いの場」へのアクセスに問題を抱える個人や中山間地などの地域にとっても,その課題の解決方法になりうると推測されます。さらに,「通いの場」の会場においてインターネットを活用することで,多様なコンテンツを提供することができ,マンネリ化対策としても期待できます。

　一方で,高齢者・「通いの場」におけるインターネット活用に関する課題も存在します。前述の JAGES 2019 年度調査におけるインターネット利用割合(「月数回以上使う」と回答した人の割合)は,市町村別でも集計しました(図 2-7)[37]。その結果,インターネット利用割合は,都市部で高く,農村部では低い傾向であり,インターネット利用割合には 45.1％ポイント,約 2.3 倍(最大 78.8％,最小 33.7％)の地域間格差が存在しました。インターネットを活用するに当たり,地域ごとに高齢者の ICT リテラシーに差があることに留意が必要です。また,インターネットを活用するに当たり,個人情報管理,詐欺などへの対策も必要となります。こうした高齢者へのインターネット導入支援を行うには,ICT 専門の事業者をはじめ,複数の関係機関の連携が必要不可欠です。　　　　　　　　　　　　　　　　〔井手・塩谷〕

(2) オンライン「通いの場」の導入支援―千葉県松戸市でのモデル事業を例に―

　　COVID-19 の流行による「通いの場」活動の自粛に伴い,高齢者の生活機能悪化などの健康二次被害が危惧されます[35]。その打開策として,インターネットの活用,つまり,感染リスクを避けつつ交流ができるオンラインでの「通いの場」が考えら

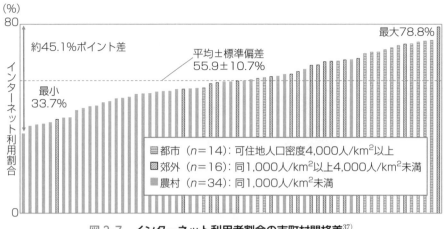

図 2-7　インターネット利用者割合の市町村間格差[37]

れますが，導入支援の実施可能性に関する報告は十分ではありません。そこで，筆者らが千葉県松戸市で実施したオンライン「通いの場」無料体験講習会（モデル事業）を紹介します。

〔背景〕
　千葉県松戸市は，千葉大学と締結した共同研究協定のもと，2016 年 11 月より都市型介護予防モデル「松戸プロジェクト」に取り組んでいます[40,41]。本プロジェクトの詳細は，第 5 章の 2）（p. 120）を参照してください。
　2020 年 6 月に実施した松戸市の「通いの場」（元気応援くらぶ）代表者へのアンケート調査（64 団体中，49 団体が回答）では，1 回目の緊急事態宣言中に 7 割以上の団体が活動を休止し，第 1 回の緊急事態宣言解除後も活動しているのは半分未満でした[42]。一方で，約半数の団体が，「通いの場」活動へのオンライン導入に関心を示し，具体的支援として「無料の利用体験・講習会」を希望しました。

〔導入支援の準備〕
　このニーズを踏まえ，2020 年 9 月から松戸プロジェクト関係者が協働して，オンライン「通いの場」無料体験講習会（モデル事業）を開始しました。事業を通じて，行政，企業，NPO など，さまざまな組織が協働で課題解決を図ること，すなわち，コレクティブ・インパクト[43]を重視し，すべてのステークホルダーが共通ゴールを掲げ，継続的なコミュニケーションを図りながら互いの強みを活かした活動・連携を行いました。
　具体的には，週 1～3 回の会議を通じて，事業者を中心に無料体験講習会のプログラム開発を進め，大学は研究費を獲得し，介護予防の効果評価を目的とした調査設計を行いました。無料体験講習会のプログラム内容と評価システムは，ステークホルダー間で共有しました。10～11 月には無料体験講習会の広報活動として，「通い

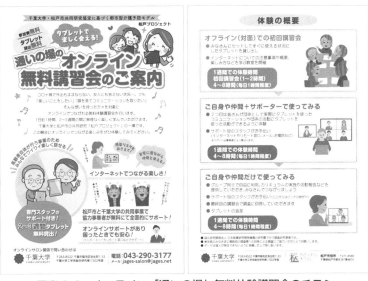

写真 2-3　オンライン「通いの場」無料体験講習会のチラシ

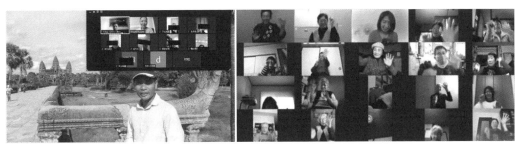

写真 2-4　オンライン「通いの場」無料体験講習会の様子
左：現地ガイドが案内するオンライン旅行，右：体操。

の場」代表者などを対象としたチラシ配布（写真 2-3）と，事前説明会を開催しました。事前説明会は，1 回 1 時間として計 6 回開催し，事業概要の説明と質疑応答を行いました。「通いの場」代表者などへの連絡調整や会場・必要物品の準備は松戸市を中心に行い，住民ボランティアも活動を支援しました。最終的には，26 団体（217 人）が無料体験講習会に参加登録しました。

〔導入支援の実施〕

2020 年 11 月から 2021 年 3 月にかけて，事業者を中心に 1 クール 2～3 週間の無料体験講習会を計 4 クール実施しました。無料体験講習会では，誰もが体験できるよう，SIM やアプリケーション（Facebook Messenger，Zoom）を事前設定したタブレットを参加者に無償貸与し，オンラインでの交流や普段の活動（体操など），複数イベント（オンライン旅行，健康相談など）を展開しました（写真 2-4）。参加者の約半数がタブレット操作未経験だったので，事業者は参加者へのサポートを行

いました。松戸市内に常設施設のある事業者は対面や電話によるサポートを，常設施設のない事業者はオンライン上の遠隔サポートを中心に行いました。無料体験講習会後は，住民ボランティアが無償のオンラインイベントを開催するなどの支援を継続しています。さらに松戸市は，オンライン活動を希望する「通いの場」に補助金を出し，物品購入などの支援をしています。

　　以上，千葉県松戸市で実施したオンライン「通いの場」無料体験講習会（モデル事業）を紹介しました。共通ゴールを掲げて多分野が協働するコレクティブ・インパクトにより，短期間でもオンライン「通いの場」の導入支援は可能であること，また，2021 年 4 月時点で 7 割が継続中／準備中であることを確認できました。今後の課題として，体験前後と追跡によるオンライン「通いの場」の持続可能性や短・中期の効果検証などを行う予定です。　　　　　　　　　　　　　　〔塩谷・井手〕

引用・参考文献（[　]は閲覧日）
1) WHO：Listings of WHO's response to COVID-19.
　〈https://www.who.int/news/item/29-06-2020-covidtimeline〉[2021.11.1]
2) 厚生労働省：新型コロナウイルスの感染拡大を防ぐために.
　〈https://www.mhlw.go.jp/content/10900000/000601720.pdf〉[2021.11.1]
3) 首相官邸：令和 2 年 4 月 7 日新型コロナウイルス感染症対策本部（第 27 回）.
　〈https://www.kantei.go.jp/jp/98_abe/actions/202004/07corona.html〉[2021.11.1]
4) 厚生労働省：国内の発生状況（2021 年 11 月 1 日現在）.
　〈https://www.mhlw.go.jp/stf/covid-19/kokunainohasseijoukyou.html〉[2021.11.1]
5) 厚生労働省：（2021 年 2 月時点）新型コロナウイルス感染症の"いま"に関する 11 の知識.
　〈https://www.mhlw.go.jp/stf/seisakunitsuite/bunya/0000164708_00001.html〉[2021.11.1]
6) さわやか福祉財団（2020）：コロナ禍と全国助け合い活動の現状.
7) 木村美也子，尾島俊之，近藤克則（2020）：新型コロナウイルス感染症流行下での高齢者の生活への示唆：JAGES 研究の知見から. 日本健康開発雑誌，41：3-13.
8) 横山由香里，近藤克則，斎藤民，細川陸也，斉藤雅茂（2020）：JAGES 名古屋プロジェクト，コロナ禍での調査 約 3 分の 2 の高齢者が前年より外出減少〜今後の要介護リスクを高める可能性も〜.
9) World Health Organization：Older people & COVID-19.
　〈https://www.who.int/teams/social-determinants-of-health/demographic-change-and-healthy-ageing/covid-19〉[2021.11.1]
10) 厚生労働省老健局総務課認知症施策推進室ほか連名事務連絡「介護予防・日常生活支援総合事業等における新型コロナウイルスへの対応について」，令和 2 年 3 月 3 日.
11) 厚生労働省老健局振興課ほか連名事務連絡「新型コロナウイルス感染症の拡大防止と介護予防の取組の推進について（その 2）」，令和 2 年 3 月 27 日.
12) 厚生労働省老健局総務課認知症施策推進室ほか連名事務連絡「新型コロナウイルス感染症の感染拡大防止に配慮して通いの場等の取組を実施するための留意事項について」，令和 2 年 5 月 29 日.
13) 新型コロナウイルス感染症対策専門家会議「新型コロナウイルス感染症対策の状況分析・提言」（2020 年 3 月 19 日）.
14) 厚生労働省（2020）：新型ウイルス感染症（COVID-19）診療の手引き，第 3 版（令和 2 年度厚生労働行政推進調査事業補助金新興・再興感染症及び予防接種政策推進研究事業　一類感染症等の患者発生時に備えた臨床的対応に関する研究）.
15〜19) 厚生労働省：感染防止に配慮したつながり支援等の事例集.
15) 事例 17（福岡県中間市）.
　〈https://www.mhlw.go.jp/content/12600000/000644641.pdf〉[2021.11.1]
16) 事例 19（東京都葛飾区「ゆずの会」）.
　〈https://www.mhlw.go.jp/content/12600000/000644644.pdf〉[2021.11.1]
17) 事例 14（岡山県倉敷市）.
　〈https://www.mhlw.go.jp/content/12600000/000644637.pdf〉[2021.11.1]

18）事例 15（岡山県倉敷市）.
　　〈https://www.mhlw.go.jp/content/12600000/000644638.pdf〉［2021.11.1］
19）事例 23（奈良県生駒市）.
　　〈https://www.mhlw.go.jp/content/12600000/000644649.pdf〉［2021.11.1］
20，24〜32）日本老年学的評価研究（JAGES）：市町村の対策.
20）愛知県東栄町の取り組み.
　　〈https://www.jages.net/library/covid-19/?action=common_download_main&upload_id=9468〉
　　［2021.11.1］
21）厚生労働省：ご当地体操マップ.地域が生き生き　集まろう！通いの場.
　　〈https://kayoinoba.mhlw.go.jp〉［2021.11.1］
22）厚生労働省：ご当地体操動画（大阪府摂津市）.地域が生き生き　集まろう！通いの場.
　　〈https://kayoinoba.mhlw.go.jp/taisodouga.html?id=27〉［2021.11.1］
　　YouTube〈https://www.youtube.com/watch?v=lgdnm_ovNYM〉［2021.11.1］
23）総務省：令和元年通信利用動向調査.
　　〈https://www.soumu.go.jp/johotsusintokei/statistics/data/200529_1.pdf〉［2021.11.1］
24）鳥取県智頭町の取り組み.
　　〈https://www.jages.net/library/covid-19/?action=common_download_main&upload_id=9469〉
　　［2021.11.1］
25）兵庫県神戸市の取り組み.
　　〈https://www.jages.net/library/covid-19/?action=common_download_main&upload_id=9609〉
　　［2021.11.1］
26）千葉県市原市の取り組み.
　　〈https://www.jages.net/library/covid-19/?action=common_download_main&upload_id=9607〉
　　［2021.11.1］
27）大分県竹田市の取り組み.
　　〈https://www.jages.net/library/covid-19/?action=common_download_main&upload_id=9470〉
　　［2021.11.1］
28）千葉県松戸市の取り組み.
　　〈https://www.jages.net/library/covid-19/?action=common_download_main&upload_id=9608〉
　　［2021.11.1］
29）熊本県御船町の取り組み.
　　〈https://www.jages.net/library/covid-19/?action=common_download_main&upload_id=9612〉
　　［2021.11.1］
30）茨城県大洗町の取り組み.
　　〈https://www.jages.net/library/covid-19/?action=common_download_main&upload_id=9606〉
　　［2021.11.1］
31）奈良県天理市の取り組み.
　　〈https://www.jages.net/library/covid-19/?action=common_download_main&upload_id=9610〉
　　［2021.11.1］
32）東京都町田市の取り組み.
　　〈https://www.jages.net/library/covid-19/?action=common_download_main&upload_id=9702〉
　　［2021.11.1］
33）朝日新聞デジタル 2020 年 6 月 17 日.
　　〈https://www.asahi.com/area/miyagi/articles/MTW20200618041050001.html〉［2021.4.15］
34）Smart Wellness City 首長研究会，日本老年学的評価研究機構，東京大学高齢社会総合研究機構：With
　　コロナによる健康二次被害を社会参加やスポーツで予防し，国民を“健幸”にするための緊急提言.
　　〈http://www.swc.jp/wordpress/wp-content/uploads/2020/08/56e5d7b69f7e0aab969b07f4469c79ab.
　　pdf.〉［2021.11.1］
35）木村美也子，尾島俊之，近藤克則（2020）：新型コロナウイルス感染症流行下での高齢者の生活への示
　　唆：JAGES 研究の知見から.日本健康開発雑誌，41（0）：1-10.
36）Kimura, M., Ojima, T., Ide, K., Kondo, K.(2020)：Allaying post-COVID 19 negative health impacts
　　among older people：The“need to do something with others”—Lessons from the Japan Gerontolog-
　　ical Evaluation Study. *Asia Pac. J. Pub. Heal.*, 16：1010539520951396.
37）井手一茂，近藤克則(2020)：高齢者の 6 割は，月に数回以上ネット・メールを使用.週刊保健衛生ニュー
　　ス，2082：58-59.
38）ジェフリー・ムーア（川又正治訳）（2002）：キャズム：ハイテクをブレイクさせる「超」マーケティン
　　グ理論，翔泳社.
39）Nakagomi, A., Shiba, K., Kondo, K., Kawachi, I.(2020)：Can online communication prevent depression

among older people? A longitudinal analysis. *J. Appl. Gerontol.*, 24：733464820982147.

40）長嶺由衣子，近藤克則（2019）：「地域づくり」を学ぼう！　介護予防を契機とした都市型地域づくりモデル「松戸プロジェクト」. *J. of Clinical Rehabilitation*, 28（5）：468-472.

41）櫻庭唱子，赤崎美冬，亀田義人，長嶺由衣子，近藤克則（2019）：都市型介護予防モデルの開発 JAGES「松戸プロジェクト」の概要. 保健師ジャーナル，75（8）：688-694.

42）松戸プロジェクト令和 2 年度研究事業実施報告書.

43）Kania, J., Kramer, M.（2011）：Collective impact. *Stanf. Soc. Innov. Rev.*, 9（1）：36-41.

44）近藤克則（2021）：エビデンスに基づく命とくらしを守る政策づくり～"コロナ"影響調査・ネット利用効果・オンライン「通いの場」導入～. 第 83 回全国都市問題会議文献集：命とくらしを育む都市政策～コロナ禍を契機として～（2021.10 全国市長会），p.140-146.

第3章

政策動向と「通いの場」

1) 「通いの場」を後押しする政策の基本方針

(1) 2014（平成26）年介護保険法改正まで

　「通いの場」の充実は，市町村で実施される一般介護予防事業の中心に位置づけられています。ここに至る足跡として，厚生労働省の行政報告上で「通いの場」に類する取り組みに関する記載が最初に確認できるのは，2008（平成20）年度の厚生労働省の介護予防事業報告でしょう。この年より，「介護予防に資する地域活動」に関する都道府県単位の実施回数，参加のべ人数が報告されるようになりました。

　2011（平成23）年には「介護予防に資する住民の自主活動」として，2012（平成24）年からは種類別の統計も報告されるようになりました。2013（平成25）年度からは，「介護予防に資する住民運営の通いの場の状況」として，活動の内容，頻度，参加人数などが報告されるようになりました。

　政策上に「通いの場」という言葉が存在感を現したのは，2014（平成26）年の介護保険法の改正時です。これまで，日本の介護予防政策としては，ハイリスク者の把握，支援（ハイリスクアプローチ）に力が入れられていましたが，「高齢者の社会参加・社会的役割をもつことが生きがいや介護予防につながる」との考えから，介護予防事業を再編し，すべての高齢者を対象とする一般介護予防事業（ポピュレーションアプローチ）が開始されることとなりました。一般介護予防事業が取り組むべきものとして「要支援者等も参加できる住民運営の通いの場の充実等」が掲げられ[1]，具体的には「コミュニティサロン，住民主体の運動・交流の場」があげられました。

(2) インセンティブ交付金（2017（平成29）年〜 ）

　2017（平成29）年に施行された地域包括ケア強化法において，自治体における高齢者の自立支援・重症化予防等に向けた取り組みを促進するために，成果を上げた自治体に対して国から財政的インセンティブ（保険者機能強化推進交付金）が付与されるようになりました。この評価指標には「通いの場への参加者数」が含まれ，全国に「通いの場」が広がる大きなきっかけとなりました。

　2020（令和2）年度からは，「介護保険保険者努力支援交付金」が追加されるとともに，「通いの場」に関する評価項目が大幅に拡充されました（第4章2）の(1)を参照：p.86）。

(3) 健康寿命延伸プラン（2019（令和元）年 5 月 29 日公表）

　「2040 年を展望した社会保障・働き方改革本部」が発表した取りまとめの中で，「2020 年度末までに介護予防に資する通いの場への参加率を 6％に」との目標値が設定され，介護予防事業として「通いの場」を大幅に拡充していくため，介護保険制度の保険者機能強化推進交付金（インセンティブ交付金）を活用することが示されました[2]。

(4) 認知症施策推進大綱（2019（令和元）年 6 月 18 日閣議決定）

　本大綱では，認知症の発症を遅らせ，認知症になっても希望をもって日常生活を過ごせる社会を目指し，認知症の人や家族の視点を重視しながら「共生」と「予防」を車の両輪として施策を推進することが謳われました。そして，予防の取り組みとして，2025 年までに「通いの場」の参加率を 8％程度に高めるとの数値目標が設定されました。

　なお，ここでは，「通いの場」とは，地区の公民館や公園などの，高齢者が身近に通える場と定義されています[3]。

(5) 高齢者の保健事業と介護予防の一体的実施（2020（令和 2）年 4 月〜 ）

　これまでの後期高齢者医療制度における保健事業は，健康診査が中心であり，生活習慣病対策，フレイル対策としての保健事業（医療保険）と介護予防事業（介護保険）などは制度ごとに実施されていました。2020（令和 2）年 4 月より，後期高齢者医療広域連合と市町村が連携し，市町村が主となって介護保険の地域支援事業や国民健康保険の保健事業と一体的に実施する取り組みが開始されました。

　本取り組みでは，保健師が中心的な役割を担い，国民健康保険データベース（KDB）システムを活用し，高齢者一人一人の保健・医療・介護などの情報を一括把握することと，地域の健康課題を整理・分析することが大きな柱の一つとなっています。さらに，「通いの場」に出向いた医療専門職が 15 項目からなる「後期高齢者の質問票」（表 3-1）を用いて高齢者の健康状態を評価し，KDB システムから抽出した保健（健診）・医療・介護情報を併用し，高齢者を必要な保健事業や医療機関受診につなぐことが可能です（第 4 章 1）の（1）を参照：p.73）。

　管理栄養士，歯科衛生士，理学療法士，作業療法士，言語聴覚士などの医療専門職が積極的に「通いの場」に関わり，「通いの場」において健康教育・相談などを行ったり，参加者の健康状態を把握し，フレイル状態にある人を適切に医療サービスにつないだりすることなどが期待されています[4]。

　さらには，「通いの場」の参加状況を KDB データに収載・分析することにより，対象地域における「通いの場」の事業評価を行うことができます。

表 3-1　後期高齢者の質問票

類型名	No.	質問文	回答
健康状態	1	あなたの現在の健康状態はいかがですか	① よい　② まあよい　③ ふつう ④ あまりよくない　⑤ よくない
心の健康状態	2	毎日の生活に満足していますか	① 満足　② やや満足 ③ やや不満　④ 不満
食習慣	3	1日3食きちんと食べていますか	① はい　② いいえ
口腔機能	4	半年前に比べて固いものが食べにくくなりましたか ※さきいか，たくあんなど	① はい　② いいえ
	5	お茶や汁物等でむせることがありますか	① はい　② いいえ
体重変化	6	6カ月間で2〜3kg以上の体重減少がありましたか	① はい　② いいえ
運動・転倒	7	以前に比べて歩く速度が遅くなってきたと思いますか	① はい　② いいえ
	8	この1年間に転んだことがありますか	① はい　② いいえ
	9	ウォーキング等の運動を週に1回以上していますか	① はい　② いいえ
認知機能	10	周りの人から「いつも同じことを聞く」などの物忘れがあると言われていますか	① はい　② いいえ
	11	今日が何月何日かわからない時がありますか	① はい　② いいえ
喫煙	12	あなたはたばこを吸いますか	① 吸っている　② 吸っていない ③ やめた
社会参加	13	週に1回以上は外出していますか	① はい　② いいえ
	14	ふだんから家族や友人と付き合いがありますか	① はい　② いいえ
ソーシャルサポート	15	体調が悪いときに，身近に相談できる人がいますか	① はい　② いいえ

(6) 「一般介護予防事業等の推進方策に関する検討会」取りまとめ（2019（令和元）年12月13日）

　　前述した政策動向を踏まえ，「通いの場」を含む一般介護予防事業に今後求められる機能や専門職の関与の方策，PDCAサイクルに沿ったさらなる推進方策を集中的に検討し，介護保険部会の議論に資するために，「一般介護予防事業等の推進方策に関する検討会」が設置されました。同会での検討結果の取りまとめ[5]の中では，「通いの場」を含む一般介護予防事業等に今後求められる機能を実現するための具体的方策として，「通いの場」などの介護予防のとらえ方を整理した上で，以下の3つの具体的方策が掲げられました（図3-1）。

　（a）地域支援事業の他事業との連携方策や効果的な実施方策，在り方

　（b）専門職の効果的・効率的な関与の具体的方策

　（c）PDCAサイクルに沿った推進方策

　　「通いの場」などの介護予防のとらえ方については，第1章の1）で解説したように，高齢者が関心などに応じて参加できるよう，介護保険による財政的支援を行っているものに限らず，幅広い取り組みが「通いの場」に含まれることが明確化されました。加えて，ボランティア活動へのポイント付与，有償ボランティアの推進，就労的活動の普及促進に向けた支援を強化することも明記されています。

(a) 地域支援事業の他事業との連携方策や効果的な実施方策，在り方

・他の地域支援事業との連携が重要 　介護予防・自立支援のための地域ケア会議，短期集中予防サービス（サービス C），生活支援体制整備事業 　→実態把握と取り組み事例の周知等を実施	・一般介護予防事業等を含む総合事業の実施しやすさ，サービス利用の継続性への配慮が必要 　―対象者の弾力化 　―サービス価格の上限設定の仕組みの見直し 　―介護予防を積極的に行う際の上限額の弾力化

(b) 専門職の効果的・効率的な関与の具体的方策

1) 通いの場等の一般介護予防事業への専門職の関与	**2) 地域リハビリテーション活動支援事業の在り方**
通いの場が住民主体であること，専門職が限られていることに留意し，以下の取り組みを効果的に実施 ―幅広い医療専門職と連携＋学生等の関与を期待 ―医療関係団体等との連携事例把握・モデル事業等を実施 　→具体的な連携方策を提示 ―後期高齢者医療広域連合等と連携し，高齢者の保健事業と一体的実施を推進 ―データ分析推進，民生委員等との連携による不参加者を把握する取り組み，アウトリーチ支援等の実施	事業の質の向上を図り，さらなる実施を促すため，都道府県と市町村が連携し，安定的に医療専門職を確保できる仕組みの構築，人材育成等を実施 【都道府県】 ―都道府県医師会等と連携し，リハビリテーション協議会等の設置や充実により，体系的な支援体制を構築 【市町村】 ―郡市区等医師会等と連携し，医療機関や介護事業所等の協力を得て，医療専門職を安定的に派遣できる体制の構築と関係機関の理解を促進

(c) PDCA サイクルに沿った推進方策

1) PDCA サイクルに沿った取り組みを推進するための評価の在り方	**2) PDCA サイクルに沿った取り組みを推進するための方策**
・アウトカム指標やプロセス指標を組み合わせて評価 ―国は指標を検討し，一般介護予防評価事業の見直し等を行うことが必要 ―その際，保険者機能強化推進交付金の指標と整合を図ることが望ましい	・小規模な自治体も多いため，市町村の業務負担軽減に十分に配慮 【国】 ―データ活用のための環境整備等の支援 ―通いの場の取り組みに関する効果検証等，エビデンス構築 【都道府県】 ―地域の実情を踏まえた支援を実施 【市町村】 ―行政内の医療専門職等が中心となり取り組みを実施

図 3-1　一般介護予防事業等に今後求められる機能を実現するための具体的方策（文献[6]より筆者一部改変）

2) 「通いの場」の今後の課題

　　　　1) で紹介した「通いの場」を後押しする政策の基本方針を踏まえ，ここでは，「通いの場」の今後の可能性について述べます。

(1) 専門職の活用

　　　　これまでも専門職は，「通いの場」の機能を強化する存在として「通いの場」に関与してきました。新しい総合事業においても，介護予防機能を強化するために「地域リハビリテーション活動支援事業」[7]が打ち出され，全国で展開されています。この中では，リハビリテーション専門職などが定期的に住民運営の「通いの場」に関

与することにより，要介護状態になっても参加し続けることのできる「通いの場」を地域に展開できることが記載されています。

これからは，「通いの場」が住民主体であることや専門職の数が限られていることを踏まえた上で，さらにリハビリテーション専門職などの活用により，「通いの場」の機能強化を図ることが求められています。「高齢者の保健事業と介護予防の一体的実施」においても，保健事業におけるスクリーニングや，かかりつけ医などの助言により疾病予防・重症化予防を目的にハイリスク高齢者が「通いの場」に参加する機会が増加することが予想されます。

その場合も，リハビリテーション専門職の活用により，ハイリスク高齢者に適した運動指導やプログラムの開発などが期待できます。さらに，「地域リハビリテーション活動支援事業」では，地域支援事業の他事業との連携方策の具体例としてあげられている地域ケア会議や短期集中予防サービス（サービスC）においてもリハビリテーション専門職による支援を明記しています。

リハビリテーション専門職は，こうした他の地域支援事業と「通いの場」の連携の hub（ハブ）としても期待できます。なお，リハビリテーション専門職の活用事例は，第1章のお悩み相談1や2（p.32，34）で紹介しています。

(2) 「PDCA サイクルを回す」方針

「一般介護予防事業等の推進方策に関する検討会」取りまとめにおいて，「通いの場」を含む一般介護予防事業を PDCA サイクルに沿って推進することが明記されました。

加えて，「高齢者の保健事業と介護予防の一体的実施」においても，保健・医療・介護データの分析により，地域の健康課題を整理・分析した上で，PDCA サイクルを回すことが求められています。さらに，「一体的実施」においては，事業全体のコーディネートを行う立場として，保健師が明記されています。

今後，さらに保健師には，データを活用した地域診断とそれに基づく事業の展開が求められます。第1章の6）（p.16）や，『住民主体の楽しい「通いの場」づくり』では，地域診断による介入事例を紹介しています。さらに，第5章（p.92）では，プロセスや効果の評価について，詳細に解説しています。本書を参考とし，データを活用した地域診断とそれに基づく事業の展開に関わる保健師が増えることを期待しています。

(3) 多分野による連携

「通いの場」は，多分野が連携して取り組むことを通して，高齢者の介護予防にとどまらない効果を発揮することが期待されています。

たとえば，「通いの場」の参加対象である高齢者は，災害時要配慮者であることも知られています。2011年3月発生の東日本大震災により大きな被害が生じた宮城県

岩沼市における高齢者の震災前後のデータを分析することで，「絆」（ソーシャル・キャピタル）の重要性がわかってきました[8]。震災前より社会的サポートがあった人は，なかった人に比べて震災後のうつ発症が少なかったこと[9]や，地域の社会的結びつきが震災後の認知症発症を抑制すること[10]もわかっています。「通いの場」による地域づくりを進めることで，災害が生じたときの減災にもつながる可能性があります（第 5 章 2）の（5）も参照：p. 123）。

また，自殺対策においても，自殺リスクの高いうつ病患者や自殺未遂者を早期に発見して対処するというハイリスクアプローチのみでなく，自殺するような社会的要因に目を向けるべきというポピュレーションアプローチの必要性が認識されています[11]。具体的には，地域の信頼の醸成や社会参加，社会的サポートの促進，社会資源へのアクセシビリティを向上させることが自殺対策につながる可能性があることが指摘されています[11]。

なお，防災，自殺対策以外に関しても，「通いの場」における多分野による連携がよい影響を及ぼす可能性については，第 5 章で詳細に述べています。「通いの場」による地域づくりは，多分野に波及し，地域共生社会（第 4 章 1）の（4）を参照：p.80）の実現に寄与する可能性を秘めています。　　　　　　　〔小嶋・井手・尾島〕

引用・参考文献（[　] は閲覧日）

1) 厚生労働省：地域における医療及び介護の総合的な確保を推進するための関係法律の整備等に関する法律の概要，p.11.
〈https://www.mhlw.go.jp/file/06-Seisakujouhou-12300000-Roukenkyoku/k2014.pdf〉[2021.11.1]
2) 厚生労働省（2019）：2040 年を展望した社会保障・働き方改革本部資料 4「健康寿命延伸プラン」，令和元年 5 月 29 日.
〈https://www.mhlw.go.jp/content/12601000/000514142.pdf〉[2021.11.1]
3) 厚生労働省（2019）：認知症施策推進大綱，令和元年 6 月 18 日.
〈https://www.mhlw.go.jp/content/12300000/000519434.pdf〉[2021.11.1]
4) 厚生労働省（2020）：高齢者の保健事業と介護予防の一体的な実施について（概要版），令和 2 年 4 月.
〈https://www.mhlw.go.jp/content/000769368.pdf〉[2021.11.1]
5) 厚生労働省（2019）：「一般介護予防事業等の推進方策に関する検討会」取りまとめ，令和元年 12 月 13 日.
〈https://www.mhlw.go.jp/content/12300000/000576580.pdf〉[2021.11.1]
6) 厚生労働省（2019）：「一般介護予防事業等の推進方策に関する検討会」取りまとめ（概要）.
〈https://www.mhlw.go.jp/content/12300000/000576581.pdf〉[2021.11.1]
7) 厚生労働省（2017）：地域リハビリテーションの重要性とその活用について
〈https://www.mhlw.go.jp/file/06-Seisakujouhou-12600000-Seisakutoukatsukan/0000151679.pdf〉[2021.11.1]
8) 日本老年学的評価研究（JAGES）：岩沼プロジェクトからの示唆.
〈https://www.jages.net/project/municipalities/iwanuma/?action=common_download_main&upload_id=4692〉[2021.11.1]
9) Sasaki, Y., Aida, J., Tsuji, T., Koyama, S., Tsuboya, T., Saito, T., Kondo, K., Kawachi, I.(2019)：Pre-disaster social support is protective for onset of post-disaster depression：Prospective study from the Great East Japan Earthquake & Tsunami. *Sci. Rep.*, 9：19427.
10) Hikichi, H., Aida, J., Matsuyama, Y., Tsuboya, T., Kondo, K., Kawachi, I.(2018)：Community-level social capital and cognitive decline after a natural disaster：A natural experiment from the 2011 Great East Japan Earthquake and Tsunami. *Soc. Sci. Med.*, 257：111981.
11) 中村恒穂，近藤克則（2019）：高齢者の自殺に関する社会的要因―ソーシャルキャピタル，経済格差，地域要因・地理的要因―. 老年精神医学雑誌，30（5）：492-498.

第4章

多分野による連携

1)「見える化」システムやワークショップを通じた地域づくり

　高齢者の健康寿命延伸に向けて，異なる部署が担当する「高齢者の保健事業と介護予防の一体的な実施」や「ウォーキングポイント制度」「認知症や高齢者にやさしいまちづくり」「地域共生社会づくり」などが進められています。

　このような部署の垣根を越えた効果評価や「見える化」の事例を紹介しながら，社会参加と健康との関連などのエビデンスや，「通いの場」の推進に向けた保健事業など，他部署との連携について解説します。

(1) 保健・医療・介護データの一体的分析と「見える化」

　JAGES では，2018 年に，「保健・医療・介護データの一体的分析」事業（以下，一体的分析事業）を開始しました。国民健康保険（以下，国保）データと後期高齢者医療保険（以下，後期高齢）データの保健・医療データ，厚生労働省が推奨する「介護予防・日常生活圏域ニーズ調査」（以下，ニーズ調査）データを併せて分析や「見える化」をし，地域診断を行う（「地域診断書」の作成）事業です。ここでは，その成果を振り返り，そこから見えてきた活用事例や利点と課題を紹介します。

〔一体的分析の必要性〕

　JAGES は，ニーズ調査データや，ニーズ調査に JAGES が開発した独自の質問を加えた「健康とくらしの調査」（以下，JAGES 調査）データなどを活用した地域づくりを通じて，健康長寿社会づくりを行ってきました。

　一方で，ニーズ調査や JAGES 調査は，市町村の介護保険を担当する部署との協力で実施しており，高齢者の医療保険などを担当する部署とは直接関わることはなく，高齢者の保健・医療・介護に包括的に取り組めないという課題がありました。たとえば，介護費用が適正化されたとしても，それ以上に高齢者の医療費が高くなれば，全体としては適正化したとはいえません。

　このように，効果的・効率的に取り組むには，介護を担当する部署に加え，医療保険を担当する部署など，複数の部署にまたがった協力が必要になります。

　そこで，JAGES ではこれまでの JAGES 調査（あるいはニーズ調査のみ）のデータを「見える化」して地域診断を行う事業を拡大し，保健・医療・介護の担当部署がもつデータを同時に分析して「見える化」することで，部署間連携を深めること

を目指した一体的分析事業を 2018 年に開始しました。厚生労働省が法改正をして，「高齢者の保健事業と介護予防の一体的実施」を進めていることからも，その重要性がわかります。

　一体的分析事業開始以降，20 以上の市町村の協力を得て，保健・医療・介護データを「見える化」し，地域診断書を作成してきました。その結果，第一の目的である保健・医療と介護の部署間連携を深められる可能性が見えてきました。具体的には，一体的分析事業に参加するには，介護担当部署がニーズ調査をはじめ介護保険（以下，介護）データを，保健・医療担当部署が健診や医療費データを準備しなければなりませんが，参加を決める段階でこの 2 つの部署が議論し，「参加」の結論を出さなければなりません。そして，両部署がデータ準備状況を調整しながらデータを提供します。

　地域診断書作成後の報告会では，保健・医療と介護双方の部署から担当者が参加し，その結果を見ながら議論を行います。参加を決める段階で複数の部署が協力する必要があり，地域診断書完成後は，それまでそれぞれの部署が別々にもっていたデータの結果が 1 つの地域診断書の中で互いに見ることができるようになります。これにより，複数の部署が同じ結果を見ながら施策を考える体制ができます。

　したがって，一体的分析事業に参加すること自体が複数の部署が連携を行うきっかけとなり，地域診断書ができてからは，複数の部署が同じデータを見ながら議論することができるようになります（図 4-1）。

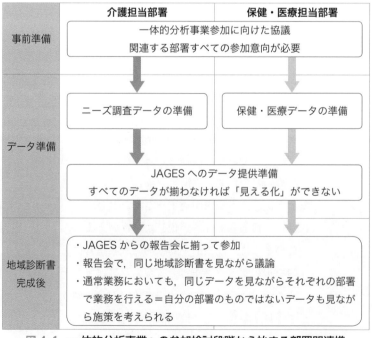

図 4-1　**一体的分析事業への参加検討段階から始まる部署間連携**

〔一体的分析に当たっての課題〕

　一方で，一体的分析事業ならではの課題もあります。

　1点目は，一体的分析事業への参加は部署間連携が必要であるがゆえに，部署間の調整やコミュニケーションが難しい場合，参加自体が難しくなるという点です。

　2点目は，医療・介護データ結合の難しさです。一体的分析事業に必要となるデータを結合するには，それぞれの所有者と管理者が異なることから，多くの合意形成が必要になります。

　65歳以上の高齢者の医療と介護データの結合を目指すと，74歳までの医療保険である国保データ，75歳以上の医療保険である後期高齢データ，介護データの大きく分けて3つの種類のデータが必要になります。国保データと介護データは市町村が保有者である一方で，後期高齢データは各都道府県下すべての市町村のデータを管理する後期高齢者医療広域連合が保有者です。さらに複雑なことに，各データの管理は，介護データの一部を除き，都道府県の国民健康保険連合会（以下，国保連）が行っています（図4-2）。

　これらのデータを個人レベルで結合するには，各データに共通する番号や記号が必要になります。国民健康保険データベース（KDB）には，各人の国保の被保険者番号，介護保険の被保険者番号，KDB個人番号が記載された台帳が存在します。一方で，「通いの場」への参加状況やニーズ調査データはKDBには載っておらず，介護保険担当部署が管理しているため，介護保険の被保険者番号が振られている場合があります。

　そのため，介護保険の被保険者番号を暗号化し，個人を特定できない状態にした上でデータの結合を目指しました。しかしながら，以下の問題から結合が困難になることがわかりました。

　①市町村によっては，ニーズ調査が無記名で行われており，被保険者番号を振っていない。

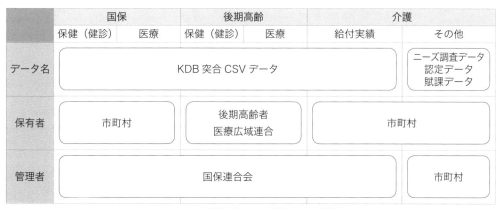

	国保		後期高齢		介護	
	保健（健診）	医療	保健（健診）	医療	給付実績	その他
データ名	KDB突合CSVデータ					ニーズ調査データ 認定データ 賦課データ
保有者	市町村		後期高齢者 医療広域連合		市町村	
管理者	国保連合会				市町村	

図4-2　各種データの保有者と管理者

保健・医療・介護データを一体的に活用するためには，多くの関係者との連携が必要。

②ニーズ調査データは要介護認定を受けていない高齢者への調査データである
一方で，KDBデータでは要介護認定を受け，何らかの介護保険給付を受けた
人にしか介護被保険者番号が表示されておらず，ニーズ調査データとKDB
データの結合ができない。

などです。

　つまり，KDBに含まれている介護保険給付データは，元来，市町村の給付管理目
的に設計されたデータであり，ニーズ調査は認定を受ける前の人を対象に実施され
る調査であるため，結合を想定したデータ構造になっていない，ということがわか
りました。

　このように，一体的分析事業は複数の部署間連携を促進するツールとなりうる大
きな可能性を見出すことができた一方で，現状ではその実現を阻むいくつかの壁が
存在することも明らかになりました。今後は，これらの問題を解決しながら，
PDCAサイクルに沿った，より効果的・効率的な高齢者への施策づくりに貢献する
データ設計やデータ収集計画が求められているといえます。　　　　〔藤並・長嶺〕

(2) ワークショップを通じた住民と行政をつなぐ仕組みづくり
―鳥取県智頭町の取り組みを例に―

　地域の現状や課題・強みの「見える化」を行ったら，次に，それらを住民や関係
者と共有することが，地域に不足している「通いの場」づくりなどに取り組む契機
となります。ここでは，鳥取県智頭町での取り組みを紹介します。

　智頭町は，県南部に位置する，人口6,890，高齢化率41.4%の小規模自治体です。
1960年当時は人口14,000程度でしたが，年々減少し，高齢化率の上昇も続いていま
す。町内面積の93%が山林で，豪雪地帯でもあります。町内には6つの地区があり
ますが，約500〜約2,900人と，地区によって大きな人口差があります。

　町内の要介護（要支援）認定者原因疾患は認知症が21%で最も高く，加えて，
2017年度の第7期介護保険事業計画（以下，事業計画）策定時には，2019年度で要
介護（要支援）認定者が約1割（492人から547人へ）増加，2025年度には約2割
（492人から594人へ）増加する見込みでした。

〔地域課題の「見える化」〕

　高齢化率が上昇し続ける中，要介護（要支援）者の増加を抑制するために，「住み
慣れた地域で，できることを持ち寄って安心して暮らせる，智頭らしい福祉のまち
づくり」を基本理念として，福祉を「暮らし」ととらえ，住民一人一人が主役とな
る考え方で，地域づくりを進めることを事業計画に掲げました。

　この基本理念の達成に向けて，住民と行政の架け橋役となることを目的に，3人
の「生活支援コーディネーター」を任用しました。さらに，その架け橋となるツー
ルとして，JAGESの「健康とくらしの調査」を活用し，その調査データを地区ごと

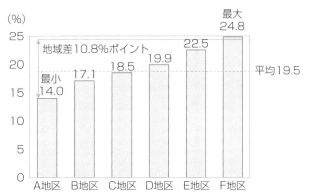

図 4-3　智頭町におけるうつ割合の地域差（後期高齢者に限定，*n*＝1,149）

に「見える化」することで，行政や地域住民がともに地域の暮らしを考えるきっかけとなるツールを共同で開発しました。

　たとえば，図 4-3 に示すように，要介護リスクである「うつ割合（後期高齢者に限定）」が，高い地区では 24.8％であった一方で，低い地区では 14.0％と，10.8％ポイントの地域差がありました。また，社会参加指標である「趣味の会参加者割合（後期高齢者）」についても，最も高い地区が 40.5％，最も低い地区は 27.2％と，13.3％ポイントの地域差がありました。

〔ワークショップで住民と課題共有〕

　これらの地域差を地域課題ととらえ，住民と行政とのワークショップ，「暮らしを考える会」を開催し，地域課題を共有しました。参加した住民からは，「自分たちにできることは何か」「課題をなんとかしたい」という声があがりました。

　こうした声を受けて，また，地域での社会参加や「通いの場」の推進が，国の政策上重要な位置づけとなってきたこともあって，推進してきたのが，「森のミニデイ」事業の取り組みです。

　これは，各地区が主体となり，地域の高齢者を地域で見守る仕組みで，週に 1～2 回程度，開催され，温かい昼食を一緒に食べたり，健康体操，映画鑑賞，カラオケなどを行ったりすることで，介護予防だけでなく，生きがいづくりも担っています。

　今後，これらの取り組みによる効果の検証を進める必要がありますが，2019 年度の要介護（要支援）認定者は 466 人であり，第 7 期事業計画で推計した 547 人から約 15％程度，減少しています。

　地域課題を「見える化」し，住民と行政とで共有することが，社会参加の促進や「通いの場」づくりのきっかけとなったと，同町の職員は評価しています。普段の暮らしの様子や地域課題を共有し，ともに考えるワークショップなどの場をつくることが，地域住民が主体となり，安心して暮らせるまちづくりに関わるきっかけになると期待できます。

〔宮國〕

(3) 認知症と高齢者にやさしいまちづくり

　2019 年 6 月に発出された「認知症施策推進大綱」では「予防」と「共生」が 2 本柱と位置づけられました。「予防」に関するエビデンスは蓄積されてきましたが，「共生」に関するエビデンスは蓄積が始まったばかりです。

　ここでは，地域づくりによる認知症予防に関するエビデンスと，「共生」に関わる認知症にやさしい地域指標を紹介し，今後の展望について述べます。

〔地域づくりによる認知症予防に関するエビデンス〕

　社会参加をしている高齢者が多い地域では，社会参加していない高齢者をも含めて，高齢者の健康度が高いことが徐々に報告されています。「認知症や高齢者にやさしいまち」の 1 条件は，「暮らしているだけで認知症を予防できるまち」です。

　まず，65 歳以上の要介護認定を受けていない高齢者を対象にした JAGES 調査によって検証された，地域づくりによる認知症予防に関するエビデンスを紹介します。

　「通いの場」などの社会参加をしている高齢者は，認知症発症リスクが低いことがわかっています。JAGES 2006 年度調査で約 2,600 人を対象に約 7 年間追跡した結果，サロンに参加した高齢者は，参加していない高齢者よりも認知症発症リスクが 3 割低いことがわかりました[1]。「通いの場」など，地域の高齢者の交流や人のつながりによって，健康に関する情報交換や望ましい健康行動が促進され，認知症予防につながると考えられます。

　次に，社会参加をしていない高齢者を含めた地域全体の認知症予防に関するエビデンスを紹介します。

　認知症リスクであるもの忘れ，手段的日常生活動作（instrumental activities of daily living；IADL）低下，認知症を伴う要介護認定（認知症高齢者の日常生活自立度 IIa 以上）には，地域間格差がありました（図 4-4（a））。この地域間格差の要因として，社会参加が関係していることがわかってきています。また，約 34 万人・105 市町のデータを分析して，認知症の前駆症状であるもの忘れが，ボランティア，趣味の会，スポーツの会などの社会参加をしている高齢者が多い地域ほど少ないことがわかりました[1]（図 4-4（b））。

　さらに，性，年齢，健康状態や社会参加の状況などの個人の背景要因と地域の要因を考慮したマルチレベル分析においても，社会参加者が多いまちでは，社会参加をしていない人であっても，つまり，暮らしているだけで，認知症の発症リスクが低いことがわかってきました。

　JAGES 2010 年度と 2013 年度調査の 2 時点に回答した約 3 万人・380 地域（おおよそ小・中学校区）を分析した研究では，個人や地域の背景要因を考慮した場合においても，社会参加の割合が高い地域に暮らす高齢者は，認知症リスクである IADL 低下の発症を予防できることがわかりました[1]。また，約 4 万人・346 地域（おおよそ小・中学校区）の高齢者を対象に約 6 年間追跡した結果，個人や地域の背

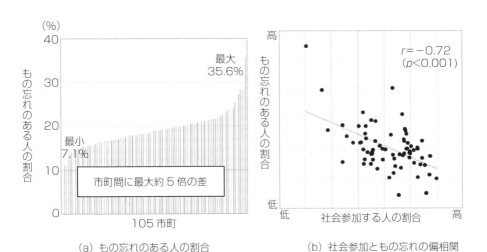

（a）もの忘れのある人の割合　　　　　　（b）社会参加ともの忘れの偏相関

※社会参加：ボランティア，趣味の会，スポーツの会など，種類にかかわらず，年数回以上活動。

図 4-4　**社会参加する人ともの忘れのある人との関係**（鄭丞媛氏原図）

景要因を考慮した場合においても，スポーツの会に参加している高齢者が多いまちでは，認知症発症リスクが抑制されることがわかりました[1]。

　このメカニズムの一つとして，スポーツの会に参加している高齢者が多いまちでは，参加していない高齢者においても運動の行動ステージが高いこともわかっています[2]。つまり，スポーツの会などの「通いの場」を地域に増やすことで，「通いの場」に参加していない高齢者においても，健康意識や望ましい健康行動の波及効果につながる可能性が考えられます。さらに，これらの結果より，「通いの場」の立ち上げや活動が継続できるような支援体制の強化などによって「通いの場」を地域全体で推進することで，地域づくりによる認知症予防につながる可能性があると考えられます。

〔認知症にやさしい地域指標〕

　2015 年 1 月策定の「認知症施策推進総合戦略」（新オレンジプラン）では，その 7 つの柱の 5 番目に「認知症の人を含む高齢者にやさしい地域づくりの推進」が掲げられました。

　JAGES では 2016 年度から，「認知症高齢者等にやさしいまち」づくりに向けて，認知症にやさしい地域指標の開発を進めています。まず，概念整理を行い，「認知症の理解」「共生」「受援力」の 3 つが抽出され，それらの指標開発を目指して調査を実施しました。

　「認知症の理解」は「認知症の人の大声や暴力，歩き回るなどの行動は，必要なことが満たされないときに起きると思いますか」，「共生」は「地域活動に役割をもって参加した方がよいと思いますか」，「受援力」は「家族が認知症になったら，協力を得るために近所の人や知人などにも知ってほしいと思いますか」などの項目から

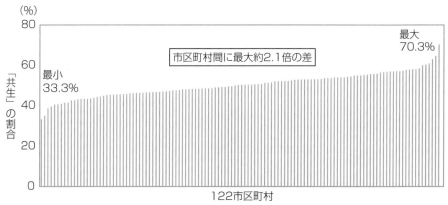

図 4-5　「共生」の割合の市区町村間格差

なります。JAGES 2019 年度調査は，全国 122 市区町村を対象に実施し，「認知症の理解」「共生」「受援力」において地域格差があることがわかりました（図 4-5）。JAGES では今後，認知症にやさしい地域指標の信頼性と妥当性の検証を進め，ワークショップなどで使える「見える化」システムの開発を検討しています。　〔藤原〕

（4）地域共生社会

❶ 高齢者における地域レベルの自殺・虐待とソーシャル・キャピタルの関連

　地域共生社会とは，あらゆる住民が支え合いながら自分らしく活躍できる地域コミュニティを育成し，すべての人々が地域，暮らし，生きがいを共に創り，高め合うことができる社会を目指すものです[3]。

　本書でいう広義の「通いの場」に参加しやすい地域社会づくりによって，自殺や虐待を予防しうることが示唆されていることから，ここでは，広義の「通いの場」づくりを通じて醸成されるソーシャル・キャピタル（SC）と自殺や虐待の関連を紹介し，地域共生社会の実現につながるヒントを示します。

〔自殺とソーシャル・キャピタルの関連の検証〕

　日本においては，自殺総数のうち，高齢者が 4 割を占めるといわれています。

　そこで芦原ら[4]は，JAGES と「警察庁の自殺統計原票を集計した結果（自殺統計）」のデータを用い，社会参加と自殺率の関連について検証しています。

　政令指定都市 25 区とそれ以外の 25 市町村別に，全年齢の自殺率と SC の関係の相関係数を算出した結果，スポーツの会の参加割合が高い市区町村では自殺率が低いという関連が見られました（$\rho = -0.57$, $p < 0.01$）（図 4-6）。

　ほかにも，「地域住民の互酬性がある」「地域への愛着がある」「友人・知人と会っている」「手段的サポートを提供している」「ボランティアグループへの参加割合が高い」市区町村では，自殺率が有意に低い負の相関を示しました[4]。

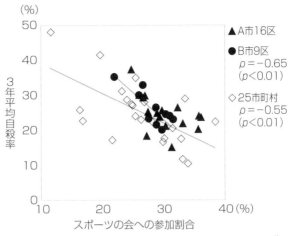

図 4-6　　スポーツの会参加と自殺率の相関（全年齢）[4]

〔高齢者虐待とソーシャル・キャピタルの関連の検証〕

　高齢者虐待は，地域共生社会で期待される支え合い（社会的サポートや SC）が豊かな人では少ないことが報告されています[5]。

　そこで筆者らは，JAGES 2013 年度調査データ（26,229 人・31 市町村）を用いて，過去 1 年以内に身体的，心理的，経済的虐待を 1 回以上受けたと回答した人の該当者割合を市町村ごとに集計し，虐待の変数と地域変数間の相関係数を算出しました。その結果，後期高齢者に限定した解析では，スポーツの会（年数回以上）参加割合の高い地域ほど，虐待の発生率も低い（$\rho = -0.616$, $p < 0.01$）ことが明らかとなりました（図 4-7）。

　スポーツの会参加は，転倒や要介護，認知症予防と関連があると報告されています[6,7]。定期的な身体活動による良好なメンタルヘルスの保持，ストレス解消以外にも，社会参加によって社会的サポートを得られるなど，さまざまな恩恵がある可能性が示されています[8]。逆に，虐待の多い地域では，うつなどの要介護リスク指標も多いことがわかりました。つまり，SC が豊かな地域づくりは，介護予防のみならず，虐待の少ないまちづくりにつながると期待できるのです。

〔想定されるロジックモデル〕

　なぜ，社会参加が多いまちでは，自殺や虐待が少ないのか，先行研究や専門家の意見をもとに想定されるロジックモデルを，図 4-8 に示します。社会参加が豊かな地域ほど，社会的ネットワークや社会的サポートが豊かになる，その結果，うつや要介護リスクが低くなり，それらがリスクである自殺や虐待が少ないまちづくりになると想定されます。

　以上，広義の「通いの場」などの社会参加をしやすいまちづくりから，高齢者における自殺と虐待予防に至るロジックモデルと，その一端を示す実証研究を紹介し

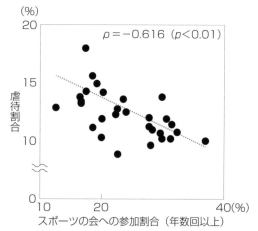

図4-7　**スポーツの会参加と虐待割合の相関（後期高齢者）**

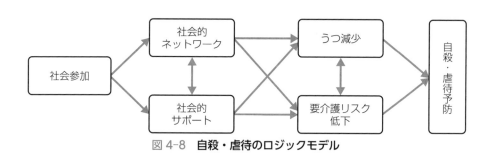

図4-8　**自殺・虐待のロジックモデル**

ました。今後，さらなる分析による妥当性の検証は必要ですが，介護予防と自殺・虐待予防担当部署などが連携して，「通いの場」づくりなどによるSCの醸成をすることが，要介護者も自殺も虐待も少ない地域共生社会づくりとなると期待できます。

〔古賀〕

❷ 認知症カフェを中心とした住民と専門職の連携

　地域共生社会の実現に向け，専門職には，「地域住民が出会い，お互いを知る場や学び合う機会」を支援し，多様な主体と連携して生活課題を抱えた人や地域課題を発見し，課題解決を図ることが求められます[9]。

　愛知県半田市の地域包括支援センター（以下，半田市包括支援センター）では，広義の「通いの場」の一形態である認知症カフェにおいて，相談支援，介護家族支援の実践を結びつけ，住民や他の専門職と連携して課題解決に取り組んでいます。

〔住民主体の認知症カフェ―認知症の人と介護家族の居場所―〕

　ここで紹介する取り組みの中心は，介護家族のAさんが数人の介護家族仲間と運営する認知症カフェの「Dodo（どうど）カフェ」です。dodoとは，警戒心のなさゆえに絶滅したとされる鳥です。虐待，孤立などの悪循環が深刻になる前の予防的

な対処が大事だという思いを込めてこの名称にしたそうです。

　Dodo カフェは，もとは農場だった場所の一画でＡさんが営むカフェを利用して，月2回，開催されています。COVID-19 の発生以降もカフェの屋外スペースを活用するなどの工夫で継続してきました。Ａさんたちは，認知症の人とその介護家族が孤立しないよう，Dodo カフェを気軽に集える居場所にしたいと考えています。

〔居場所の特徴を踏まえた連携—互いの強みを活かして課題を解決—〕

　半田市包括支援センターは，Dodo カフェ立ち上げの1年以上前から関わり続け，自分たちができるサポートをしてきました。

　居場所の特徴（強みと課題）や居場所を担う住民の動機・目的・不安を専門職が理解しておくことで，効果的に連携できます。半田市包括支援センターは，互いのもつ強みでそれぞれの直面する課題が解決するよう，Dodo カフェと連携しました。

　立ち上げ当初の Dodo カフェは，Ａさんたちの見知った認知症の人や介護家族に参加者を限定していました。不特定の参加者（特に認知症の人）の体調などが急変した場合の対応への不安からです。しかし同時に，できるだけ多くの介護家族の力になりたいという気持ちも強くもっていました。

　一方，半田市包括支援センターは，デイサービスを拒否する認知症の人など，介護保険サービスが合わない人に対する支援の選択肢の少なさを課題と感じていました。そこで，介護家族のＡさんたちが自然豊かな農場跡地で開催するという Dodo カフェの強みに着目し，介護保険サービスが合わない人やその家族を Dodo カフェにつなぐことにしました。ただし，つなぐ際は半田市包括支援センターが参加の適否とリスクをていねいにアセスメントし，必要に応じて事前にＡさんたちと情報共有や参加中の対応についての打ち合わせなどを行い，トラブルを予防しました。

　Ａさんたちは，このプロセスも一助としながら成功体験を重ねて自信をつけ，見知った人以外にも参加者の幅を広げることができました。半田市包括支援センターは，日ごろから相談支援で発揮している専門職としてのスキルを活かしてＡさんたちの目的の達成や不安の軽減をサポートしました。その結果，介護保険サービスが合わない人に対する新たな支援の選択肢を得られました。

〔協働の機会で人と人をつなぐ—あえての動きをひと足し—〕

　半田市包括支援センターは，介護家族支援の課題として，介護教室や介護家族交流会の開催方法・場所のバリエーションを増やす必要性を感じていました。さまざまな事情を抱える介護家族の参加しやすさを考えてのことです。この課題の解決に向け，Dodo カフェとの連携に，地域の専門職にも加わってもらいました。

　Dodo カフェが軌道に乗ったころのことです。半田市包括支援センターは，介護を始めて間もない家族に介護方法などを知ってもらう介護教室を Dodo カフェで開催しました。Ａさんたちには，先輩介護家族ならではの知恵や経験を伝える役割で

運営に関わってもらいました。介護支援専門員（ケアマネジャー）など，地域の専門職にも呼び掛け，講師・サポート役として協力してもらいました。Dodoカフェでの介護教室を協働の機会ととらえ，Aさんたちと自分たちだけで介護教室を完結させず，あえて動きをひと足しして地域の専門職をつないだのです。

Dodoカフェで開催したような形の介護教室を他の居場所にも広げられれば，介護家族はより参加しやすくなりますが，1つの機関にできることには限りがあります。市内の複数の地域に展開することを見据えたとき，Aさんたちと地域の専門職の協力体制をつくっておく必要があったのです。

Dodoカフェでの介護教室の後，Dodoカフェを通じて参加者が地域の専門職に相談する，地域の専門職が担当する利用者をDodoカフェにつなぐという連携も生まれました。住民にとって，専門職に相談することのハードルは，専門職が考える以上に高いこともあります。また，専門職が担当する利用者をつなぐには，居場所の実情を知っておかなければなりません。Aさんたちと地域の専門職が介護教室で協働して「顔の見える関係」になったことで，これらの点がクリアされました。

〔まずは顔見知りを増やす〕

Dodoカフェの参加者の中には，「あの（居場所がない）ままだったら虐待になっていたかもしれない」と専門職が振り返るケースもあります。介護保険サービスが合わない，あるいは制度の狭間[9]にあるようなケースでは，支援を受けられず孤立し，孤立がさらに問題を深刻化させるという悪循環に陥りがちです。

ここで紹介した取り組みは，住民と専門職の連携により，その悪循環の予防に貢献した一例です。焦らずに地域の多様な主体と関わり続け，その過程でそれぞれの強みや課題を把握していたからこそ効果的な連携ができ，成果につながりました。

「通いの場」の運営では，自分たちの強みと課題を整理した上で，すぐに形にならなくとも，間口を広く構えて多様な主体とつながっておくこと，一見，遠回りのようなときでも，「あえて」協働することが大切です。

すぐに成果が出ない場合もあると思います。そのようなときには，まず，顔見知りを増やすことから始めてはどうでしょう。うまくつながることができたら，次は，互いの強みを活かして協働する機会を探ってください。　　　　　　　　　〔伊藤〕

(5) 保健事業の効果評価の事例―「よこはまウォーキングポイント事業」を例に―
〔部署の垣根を越えたウォーキングポイントの効果評価事例〕

自治体の介護保険担当以外の部署が行う事業と，介護予防の地域支援事業などとの連携によって，地域の健康課題や保健事業の実施・評価を行うことができます。健康づくり担当部署が行っている「よこはまウォーキングポイント事業」（YWP）[10]の効果を，介護保険担当部署のデータを用いて評価した事例を紹介します。

YWPとは，18歳以上の神奈川県横浜市在住，在勤，在学の人を対象に，専用の

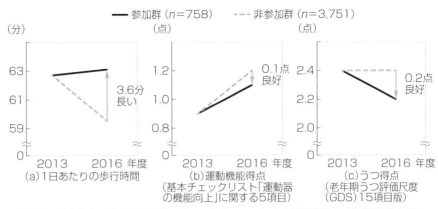

※参加者と非参加者の背景要因が揃うように傾向スコアによる逆確率重みづけ(IPTW)を用いて調整。
※運動機能得点とうつ得点が低い人ほど,運動機能とうつは良好であることを示す。
※分析結果をもとに作成した模式図であるため,各群の実際の平均値とは異なる場合がある。

図 4-9　よこはまウォーキングポイントの効果評価 (文献[11)]により作成)

歩数計または専用アプリケーションをインストールしたスマートフォンを持ち歩き,楽しみながらウォーキングを通じた健康づくりに取り組む事業です。歩数に応じてポイントが貯まり,ポイントに応じて抽選で景品が当たります。

　JAGES は,2013 年度と 2016 年度の 2 時点の JAGES 調査に回答した 4,509 人を分析対象者として,YWP の効果評価を実施しました。ニーズ調査を雛型とした項目に加えて,YWP への参加の有無を追加した調査項目についてたずねました。その結果,性,年齢,教育年数,健康状態などの背景要因を揃えた上でも,YWP に参加した高齢者は,1 日あたりの歩行時間が非参加の高齢者に比べて 3.6 分長く,また,運動機能低下とうつが抑制されることもわかりました (図 4-9)[11)]。

　このように,介護保険担当部署のデータを活用することで,部署の垣根を越えた健康づくり担当部署の事業の効果評価を行うことができます。3.6 分の差は小さく見えますが,2020 年 3 月末時点で,高齢者約 15 万人が参加していることと,国土交通省の年間医療費抑制額（推定値）を掛け合わせると,年間医療費が約 12 億円相当抑制されたと推計されました[11)]。

〔社会参加と健診データを用いた健康との関連のエビデンス〕

　次に,保健（健診）データと JAGES 調査データを用いた,社会参加と健康との関連のエビデンス[12)]を紹介します。

　広義の「通いの場」には,自治体の介護保険担当以外の部署が行う,スポーツや趣味の会,生涯学習などの取り組み,民間企業や社会福祉協議会などの主体と連携した取り組み,医療機関などの自主的な取り組み,就労支援などに類する取り組みなどがあります。

　愛知県知多半島の高齢者のうち,JAGES 2010 年度調査に回答し,健診データと

結合できた 4,582 人を分析対象に，社会参加と高血圧との関連を調べました。その結果，趣味の会・スポーツの会・ボランティアに月 1 回以上参加している高齢者は，参加していない高齢者より高血圧のリスクが約 6% 低いことがわかりました。また，定期的に活動に参加することにより，外出頻度や歩行時間が保たれ，高血圧予防につながることも示唆されました。

このように，保健のデータと JAGES 調査データを活用し，一体的分析を行ったことによって，保健事業と介護予防を一体的に進める意義が確認できました。事業を計画する（plan），実施する（do），効果を測定・評価する（check），次のサイクルに向けて計画の修正・改善を図る（action）ことにも有用と考えられます。

広義の「通いの場」の推進に向けて，多部署で連携して取り組むことで，健康課題の把握や PDCA サイクルを通じた事業の展開，施策評価も可能となります。今後は，こうした高齢者の保健事業と介護予防の一体的な実施による地域づくりが期待されます。
〔藤原・井手〕

2）評価と説明責任

（1）インセンティブ交付金─認定率・給付額─

2017（平成 29）年に施行された地域包括ケア強化法に基づき，高齢者の自立支援・重症化予防等に向けた取り組みにおいて成果を上げた自治体に対して，国から財政的インセンティブが付与されるようになりました。健康寿命の地域間格差の縮小を目的とし，国が自治体ごとの介護予防事業の取り組みを評価し，評価点数が高いほど多くの金額を支給するという制度です。

具体的には，「保険者機能強化推進交付金」として，予算額は 200 億円で 2018（平成 30）年度から開始されました。都道府県および市町村がそれぞれ，国が定めた評価指標について自己評価を行い，実績に応じて国から交付金が支給されます。

2020（令和 2）年度には，「介護保険保険者努力支援交付金」の 200 億円が加わり，計 400 億円と倍増されました。実際に自立支援・重度化防止の取り組みを行う市町村と，その支援を行う都道府県とが協力してレベルアップしていくことが重要であり，著しく評価が低い市町村があると，県の評価が減点されるようになっています。

ほぼ毎年，評価指標の見直しが行われていますが，「介護予防に資する住民主体の『通いの場』への 65 歳以上の参加者数はどの程度か（『通いの場』の参加者実人数／高齢者人口）」は，初年度（2018 年度）から評価指標に含まれており，「通いの場」が全国に広がるきっかけになりました。2020 年度からは，「予防・健康づくり」により重点が置かれるようになり，「通いの場」に関する評価項目が大幅に増えました。「介護予防／日常生活支援」に関する 17 項目のうち，ほぼすべてにおいて「通いの場」が関わっています（表 4-1）。2021（令和 3）年度は，2020 年度と同じ 400 億円の規模で，評価指標も引き継がれています。

表 4-1　**保険者機能強化推進交付金・介護保険保険者努力支援交付金の評価指標（抜粋）（2021 年度）**

Ⅱ　自立支援，重度化防止等に資する施策の推進（5）介護予防／日常生活支援	配点
① 関係機関との意見交換や都道府県等による継続的な支援等を踏まえ，介護予防・生活支援サービス事業における多様なサービス及びその他の生活支援サービスを推進するための課題を明らかにした上でそれに対応する方針を策定・公表するとともに，実現に向けた具体的な方策を設定・実施しているか。 　ア　多様なサービス及びその他の生活支援サービスを推進するための課題を明らかにした上でそれに対応する方針を策定・公表している。 　イ　課題への対応方針の実現に向けた具体策を設定・実施している。	ア　20 点 イ　10 点
② サービス C（短期集中予防サービス）を実施し，かつ，サービス終了後に通いの場へつなぐ取組を実施しているか。	30 点
③ 通いの場への 65 歳以上の方の参加者数はどの程度か【通いの場への参加率＝通いの場の参加者実人数／高齢者人口】等）。	最大 60 点
④ 通いの場への参加促進のためのアウトリーチを実施しているか。	30 点
⑤ 行政内の他部門と連携しているか。 　ア　行政内の他部門と連携して介護予防を進める体制を構築している。 　イ　他部門が行う通いの場等の取組・参加状況を把握している。	各 5 点
⑥ 介護予防と保健事業を一体的に実施しているか。 　ア　通いの場における健康チェックや栄養指導・口腔ケア等を実施している。 　イ　通いの場での健康チェック等の結果を踏まえて医療機関等による早期介入（個別支援）につなげる仕組みを構築している。	各 10 点
⑦ 現役世代の生活習慣病対策と連携した取組を実施しているか。	20 点
⑧ 関係団体との連携による専門職の関与の仕組みが構築されているか。 　ア　医師会等の関係団体と連携して介護予防を進める体制を構築している。 　イ　医療機関等が通いの場等への参加を促す仕組みを構築している。	ア　20 点 イ　10 点
⑨ 医師会等の関係団体との連携により，介護予防の場にリハビリテーション専門職等が関与する仕組みを設け実行しているか。	20 点
⑩ 地域の多様な主体と連携しているか。 　ア　地域の多様な主体と連携して介護予防を進める体制を構築している。 　イ　多様な主体が行う通いの場等の取組・参加状況を把握している。	各 10 点
⑪ 社会福祉法人・医療法人・NPO・民間サービス等と連携した介護予防の取組を実施しているか。 　ア　多様な主体の提供する予防プログラムを通いの場等で提供している。 　イ　参加前後の心身・認知機能等のデータを管理・分析している。 　ウ　参加者の心身改善等の成果に応じて報酬を支払う成果連動型の委託を実施している。 　エ　参加者の○％以上が心身・認知機能等を改善している。	ア，イ　各 20 点 ウ，エ　各 10 点
⑫ 介護予防におけるデータ活用により，介護予防の取組に係る課題の把握を行っているか。 　ア　介護予防のケアプランや要介護認定の調査表等を確認して課題の把握を行っている。 　イ　KDB や見える化システム等の利用を含め既存のデータベースやシステムを活用して課題の把握を行っている。	ア　8 点 イ　7 点
⑬ 経年的な分析を可能となるよう，通いの場の参加者の健康状態等をデータベース化しているか。	20 点
⑭ 通いの場の参加者の健康状態等の把握・分析により，通いの場の効果分析を実施しているか。	15 点
⑮ 自立支援・重度化防止に取り組む介護サービス事業所に対する評価を実施しているか。	20 点
⑯ 高齢者の社会参加を促すため個人へのインセンティブを付与しているか。 　ア　参加ポイント事業を実施している。 　イ　高齢者のポイント事業参加率が当該地域の高齢者全体の○割を超えている。 　ウ　ポイント事業参加者の健康状態等のデータベース化を実施している。 　エ　ポイント事業参加者の○％以上が心身・認知機能等を維持改善している。	各 10 点
⑰ 2020 年度予算において，介護予防・健康づくり関係の新規事業を導入しているか。 　ア　被保険者一人当たり新規事業費が上位 5 割以上 　イ　新規事業を実施（ア以外）	ア　40 点 イ　20 点

（厚生労働省：2021 年度保険者機能強化推進交付金・介護保険保険者努力支援交付金に係る評価指標（市町村分）より抜粋）
〈https://www.mhlw.go.jp/content/12300000/000763008.pdf〉［2021.11.1］

　なお，各都道府県・市町村の保険者機能強化推進交付金・介護保険保険者努力支援交付金の集計結果は，年度ごとに厚生労働省のホームページ上に公表されています[13]。　　　　　　　　　　　　　　　　　　　　　　　　　　　　　　　　　〔小嶋〕

(2) ソーシャル・インパクト・ボンド（SIB）─社会インパクト投資へ─

〔ソーシャル・インパクト・ボンドとは〕

　ソーシャル・インパクト・ボンド（social impact bond；SIB）とは，「民間の活力を社会的課題の解決に活用するため，民間資金を呼び込み，成果報酬型の委託事業を実施する新たな社会的インパクト投資の取組」です[14]。

　社会的インパクトとは，活動や投資によって生み出される社会的・環境的変化を指すもので，その対象は平等，生活，健康，栄養，貧困，安全，正義といった問題です[15]。

　SIB は，2010 年にイギリスで受刑者の再犯防止事業に導入されました。その後，ヘルスケア領域にも SIB の導入が行われ，これまでにアメリカ（喘息など）やイギリス（在宅ケアなど），カナダ（高血圧），オーストラリア（メンタルヘルス），ニュージーランド（メンタルヘルス），イスラエル（糖尿病）で事業展開されています。そのほかにも，モザンビークやウガンダなどの発展途上国でも SIB の検討がなされています[16,17]。

　日本では，2015 年に経済産業省がヘルスケア領域への SIB の普及を目指し，「日本版ヘルスケアソーシャル・インパクト・ボンドの基本的な考え方」を策定・公表しました[18]。そして，「未来投資戦略 2017」の中で，モデル事業の実施を通じた評価指標の設定などの環境整備や，地方公共団体における案件形成の支援などを行うことが明記され，複数の自治体で SIB が導入されました。

　また，SIB を含むより広い概念として，成果連動型民間委託契約方式（pay for success；PFS）があり，2021 年 2 月には内閣府がガイドラインを，9 月には厚生労働省・経済産業省が手引きを発表するなど，日本においても徐々に導入が進められています。

〔仕組み〕

　SIB は，地方自治体など（行政），SIB 運営組織（中間支援組織），サービス提供者，資金提供者，第三者評価組織，受益者（サービス対象者）からなります（図 4-10）。

　SIB を進めるに当たっては，まず，地方自治体などと SIB 運営組織が契約を締結します。SIB 運営組織は，営利組織や，財団・NPO などの非営利組織が担います。そして，個人投資家や企業など（資金提供者）から資金の提供を受け，サービス提供者に資金を提供します。

　その資金などをもとに，営利組織や NPO などのサービス提供者は，地域住民などの受益者にサービスを提供します。大学やシンクタンクなどが担う第三者評価組

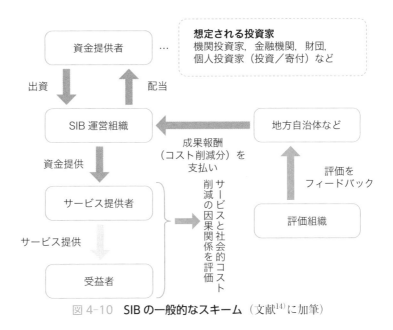

図 4-10　**SIB の一般的なスキーム**（文献[14]に加筆）

織は，サービス提供の成果をあらかじめ定められた評価指標をもとに評価し，その内容を行政に報告します。行政は契約に基づく成果目標達成度合いによって，事業費および成果報酬の支払いを SIB 運営組織に行います。

最後に，SIB 運営組織は，成果目標を達成すれば資金提供者に配当を行います[18]。

日本ではこれまでに，SIB の仕組みを使ったモデル事業として，認知症重症化予防（福岡県福岡市），糖尿病性腎症重症化予防事業（兵庫県神戸市），大腸がん検診受診勧奨事業（東京都八王子市，広島県），健康無関心層を行動変容させるヘルスケア事業（兵庫県川西市，新潟県見附市，千葉県白子町）などが取り組まれています。

ここでは，現在実施されている SIB の一つである岡山市「おかやまケンコー大作戦」について紹介します。

〔岡山市「おかやまケンコー大作戦」とは〕

岡山市では，市民の健康づくり，ヘルスケア産業の振興を目的とし，2019 年度から 2021 年度までの 3 年間の計画で SIB を活用した健康ポイント事業「おかやまケンコー大作戦」を実施しています。対象は，岡山市在住か在勤の 35 歳以上の人で，参加登録は専用ウェブサイトで行っています。

プログラムは，「運動」「栄養・食生活」「社会参加」「健康機器測定」「健診ポイント」からなり，市内の複数の企業がコンソーシアムを組んでサービスを提供します。「運動」は，フィットネスジムやサッカー，ダンススクールなどでの運動，「栄養・食生活」は，管理栄養士による栄養指導，ヘルシーメニューの購入，「社会参加」は，病院や公民館などでの健康教室や転倒予防教室への参加，そのほかに，薬局などでの健康機器測定や健診の受診などでもポイントを得ることができます。貯めた

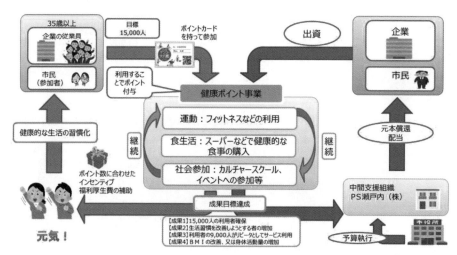

図 4-11　「おかやまケンコー大作戦」のサービス内容と資金の流れ[20]

ポイントは商品券などに交換することができます[19]。

　SIB 運営組織（中間事業者）は，PS 瀬戸内株式会社で，中国銀行などの支援企業，個人が資金提供を行っています。サービス提供者は，SIB 運営組織から配分された事業費と事業参加者からの利用料で事業を実施します。

　成果指標は，① 15,000 人の利用者確保，② 生活習慣を改善しようとする人の増加，③ 利用者の 9,000 人がリピーターとしてサービス利用，④ BMI の改善，または身体活動量の増加です。評価組織は，これらの成果指標などを用いて，事業成果の評価を実施し，その評価結果を岡山市に報告します。岡山市は，毎年度，成果に連動した報酬を SIB 運営組織に支払います。最終年度（2022 年度）に，SIB 運営組織は出資者に対し，成果報酬に応じた償還金を支払う仕組みです（図 4-11）[20]。総事業費は，3.7 億円と，モデル事業の中では大規模です。　　　　　　　　　　〔井上・鄭〕

引用・参考文献（〔　〕は閲覧日）

1) 木村美也子，尾島俊之，近藤克則（2020）：新型コロナウイルス感染症流行下での高齢者の生活への示唆：JAGES 研究レビュー．*JAGES Press Release*，No. 210-20-1.
〈https://www.jages.net/library/pressrelease/?action=cabinet_action_main_download&block_id=3333&room_id=549&cabinet_id=224&file_id=7203&upload_id=8684〉〔2021.11.1〕

2) Tsuji, T., Kanamori, S., Miyaguni, Y., Kondo, K.(2021)：Community-level sports group participation and health behaviors among older non-participants in a sports group：A multilevel cross-sectional study. *Int. J. Environ. Res.*, 18 (2)：531.

3) 厚生労働省（2016）：第 1 部　人口高齢化を乗り越える社会モデルを考える．厚生労働白書, p.201-224.

4) 芦原ひとみ，鄭丞媛，近藤克則，他（2014）：自殺率と高齢者におけるソーシャル・キャピタル関連指標との関連—JAGES データを用いた地域相関分析—．自殺予防と危機介入，34（1）：31-40.

5) Koga, C., Hanazato, M., Tsuji, T., Suzuki, N., Kondo, K.(2020)：Elder abuse and social capital in older adults：The Japan Gerontological Evaluation Study. *Gerontology*, 66：149-159.

6) Hayashi, T., Kondo, K., Suzuki, K., Yamada, M., Matsumoto, D.(2014)：Factors associated with falls in community-dwelling older people with focus on participation in sport organizations：The Japan gerontological evaluation study project. *Biomed. Res. Int.*, 2014.
doi：10.1155/2014/537614

7) Kanamori, S., Kai, Y., Aida, J., Kondo, K., Kawachi, I., Hirai, H., *et al.*(2014)：Social participation and the

prevention of functional disability in older Japanese：The JAGES cohort study. *PLoS One*, 9.

8）Tsuji, T., Miyaguni, Y., Kanamori, S., Hanazato, M., Kondo, K.(2018)：Community-level sports group participation and older individuals' depressive symptoms. *Med. Sci. Sport Exerc.*, 1. doi：10.1249/MSS.0000000000001541

9）厚生労働省（2019）：地域共生社会に向けた包括的支援と多様な参加・協働の推進に関する検討会（地域共生社会推進検討会）最終とりまとめ.

10）横浜市：よこはまウォーキングポイント.
〈https://enjoy-walking.city.yokohama.lg.jp/walkingpoint〉［2021.11.1］

11）藤原聡子, 辻大士, 近藤克則（2020）：ウォーキングによる健康ポイント事業が高齢者の歩行時間, 運動機能, うつに及ぼす効果：傾向スコアを用いた逆確率重み付け法による検証. 日本公衆衛生雑誌, 67（10）：734-744.

12）Yazawa,, A., Inoue, Y., Fujiwara, T., Stickley, A., Shirai, K., Amemiya, A., Kondo, N., Watanabe, C., Kondo, K.(2016)：Association between social participation and hypertension among older people in Japan：the JAGES Study. *Hypertens. Res.*, 39：818-824.

13）厚生労働省：保険者機能強化推進交付金及び介護保険保険者努力支援交付金の集計結果について.
〈https://www.mhlw.go.jp/stf/newpage_17090.html〉［2021.11.1］

14）経済産業省：ヘルスケア分野におけるソーシャル・インパクト・ボンド
〈https://www.meti.go.jp/policy/mono_info_service/healthcare/socialimpactbond.html〉［2021.4.5］

15）マーク・J・エプスタイン, クリスティ・ユーザス（2015）：社会的インパクトとは何か　社会変革のための投資・評価・事業戦略ガイド, 英治出版, p.36.

16）La Torre, M., Calderini, M.(2018)：Social Impact Investing beyond the SIB. Palgrave Studies in Impact Finance, Palgrave Macmillan, p.83.

17）Boehler, N.(2014)：Social impact bonds in emerging and developing countries. AV Akademikerverlag, p.67.

18）伊藤健, 落合千華, 幸地正樹（2016）：日本版ヘルスケアソーシャル・インパクト・ボンドの基本的な考え方.
〈https://www.meti.go.jp/policy/mono_info_service/healthcare/chiiki/pdf/28fy_h-sib.pdf〉［2021.11.1］

19）おかやまケンコー大作戦.
〈https://kenkooo.jp〉［2021.11.1］

20）岡山市保健福祉局保健管理課（2019）：SIB を活用した健康ポイント事業（おかやまケンコー大作戦）について.
〈https://www.city.okayama.jp/kurashi/cmsfiles/contents/0000008/8033/0000360641.pdf〉［2021.11.1］

4

第5章 プロセスや効果の評価

　「一般介護予防事業の推進方策の在り方に関する検討会」取りまとめでは，PDCA サイクルに沿った取り組みを推進し，「通いの場」が展開されることが期待されています（第3章の2）を参照：p. 71）。本章では，PDCA の"C"に主眼を置き，ロジックモデル，必要なデータ，評価の方法や考え方と，具体的な事例を見ていきます。

1）評価の考え方

(1) ロジックモデル─プロセス，アウトカム─

　評価・改善のためには，「何を意図して，何をしたか」が明確でなければなりません。ロジックモデルを作成し，成果につながるストーリーを確認した上で実行に移すことにより，PDCA サイクルを回しやすくなります。

〔ロジックモデルとは〕

　ロジックモデルとは，プログラム（「通いの場」の活動や事業など）をどのように運営するとアウトカムがもたらされるのか，作用の仕方のロジック（論理）をモデル化したものです（図 5-1）。

　①インプット（投入資源），②活動，③アウトプット（活動の結果。活動により直接生み出される状態），④アウトカム（対象者に表れる変化・成果）が基本形となります。⑤として，インパクト（プログラム実施後の派生的・副次的な影響）を含めることもありますが，ここでは，①～④までのシンプルな構造を中心に考えていきます。

　ロジックモデルとは，「もし○○したら，△△が起こるだろう」という仮説です。ロジックモデルを示すことで，プログラムの目的や変化のつながりを可視化することができます。

　ロジックモデルは，PDCA サイクルの"P"の時点で一度検討してみるとよいでしょう。「このモデルの取り組みで本当によい変化が起こるのか」といった構造や因果関係を，関係者間で協議するときにも役立ちます。また，アウトカムをよりよいものにするために，どの部分に重点的に働き掛けるかを検討し，共有する際の資料にもなります。

　評価指標については，ドナベディアンが提唱したストラクチャー指標，プロセス指標，（アウトプット指標，）アウトカム指標という枠組みが，見慣れている方も多

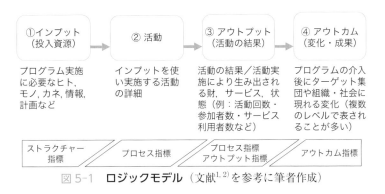

図 5-1　**ロジックモデル**（文献[1, 2]を参考に筆者作成）

いでしょう。前述の枠組みとおおむね対応していますので，どちらを使ってもよいでしょう。

　PDCAサイクルの"C"で行われる評価には，成果の評価が考えられます。プログラムの介入後に対象集団や社会に期待される成果が表れることをとらえる評価のことをアウトカム評価といいます[1]。

　プログラムのアウトカムに加え，プログラムの運用やマネジメントに関する評価も重要です。プログラムが意図されたとおりに実施されているのかに焦点を当てた評価のことをプロセス評価といいます。PDCAサイクルの"D"の部分について，実施方法や参加者の様子などのプロセスを評価することで，次の計画の改善に活かすことができます。

　評価のために新たに指標を作成することもありますし，すでにある枠組みを応用して活動の進捗や改善点，参加者に生じた変化を把握したりすることもできます。

　なお，アウトカムとアウトプットとにはさまざまな考え方があります。たとえば，参加者数が増えたという好ましいアウトプットが得られたとしても，プログラムが目指すアウトカム（変化や成果）には至っていない事例もあり，アウトプットとアウトカムを区別する考え方もあれば，両者を区別せず，アウトプットの部分を「初期アウトカム」と位置づけて，ロジックモデルをつくる考え方もあります。

　ロジックモデルは仮説であり，唯一の正解はありません。関係者が妥当だと考えられるロジックモデルを作成することが一つの目安になります。

〔「通いの場」のロジックモデル例〕

　以下では，「通いの場」に関わるロジックモデルを2つ考えてみます。

　1つ目は，「通いの場」をつくっていくためのロジックモデルの例，2つ目は，「通いの場」の増加が健康につながるかどうかを検証するためのロジックモデルの例です。

　前者の主たるアウトカムには，「通いの場」ができることや，地域の高齢者が「通いの場」に参加することなどが想定されます。後者の主たるアウトカムには，要支援・要介護認定者の割合が減ることなどが想定されます。

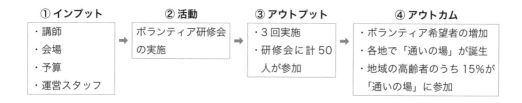

図 5-2　「通いの場」づくりのロジックモデル

❶「通いの場」づくりのロジックモデルと評価

　ロジックモデルは，シンプルなものから複雑なものまで，目的に合わせてさまざまなものができますが，ここではシンプルな例として，ボランティア研修会を行い，住民主体の「通いの場」をつくっていく際のロジックモデルを示します（図 5-2）。

　研修会に必要な講師や予算などがインプットであり，研修会の実施を経て生み出されるものがアウトプットです。時折，「研修会を〇回実施できた」や「研修会に〇人が参加した」ということをアウトカム（成果）として報告するケースもありますが，「通いの場」をつくる，ということが目指すべきアウトカム（成果）である場合，研修会の参加者が多いことはその手前の段階であるアウトプットに位置づく，と考えられます。

❷「通いの場」増加から健康に至るロジックモデルと評価

　保健・医療・福祉分野における課題の解決には，多様で重層的なアプローチが考えられます。アウトカムの発現に段階が考えられる場合には，「初期アウトカム」「中間アウトカム」「最終アウトカム」といったレベルに分けて示すことも多くあります。図 5-3 は，「初期・中間・最終」という時間軸と，「個人レベル・地域レベル」という構造でアウトカムが示されています。

(2) どのようなデータがなぜ必要か

❶「通いの場」参加者把握の 3 つの方法の長所・短所

　まずは，「通いの場」のプロセスやアウトカム評価をするには，それらに関する情報を得る必要があります。参加状況を把握する方法としては，次の 3 つの方法があげられ（表 5-1），これらにはそれぞれに長所と短所があります。

　方法 A は厚生労働省の推奨する「介護予防・日常生活圏域ニーズ調査」（以下，ニーズ調査）に「通いの場」の参加状況に関する設問を上乗せするものです。比較的容易に実施でき，参加者と非参加者を比較した結果が提示できますが，ニーズ調査の紙面に限りがあるため，参加しているプログラムの種類や，参加頻度などの詳細まで盛り込むことは困難です。具体例は，(3) で紹介します。

　注意しておきたいのは，過去の調査では，自治体が把握し，厚生労働省に報告されている「通いの場」（サロン）参加率よりも，ニーズ調査で特定される参加率の方

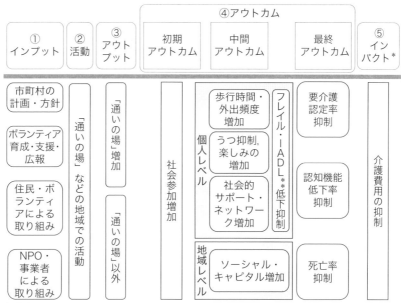

*:⑤「インパクト」をロジックモデルに含めない場合もある。
**: instrumental activities of daily living（手段的日常生活動作）。

図 5-3 「通いの場」増加から健康に至るロジックモデル

表 5-1 「通いの場」参加者把握の 3 つの方法

	A	B	C
方法	ニーズ調査への設問追加方式	参加者のみを対象とした調査	名簿作成 追跡方式
利点	・参加者と非参加者の比較が可能 ・分析対象者数を確保しやすい ・趣味やスポーツの会などの広義の「通いの場」参加者も把握可能	・参加者のデータ取得可能 ・「通いの場」のプログラムの内容や頻度について，ニーズ調査より詳しいデータ取得可能 ・記名式ならニーズ調査との結合可能	・参加者と非参加者の比較可能 ・ニーズ調査との結合が可能 ・参加回数別やプログラムの内容別などの評価が可能
問題点	・プログラムの内容までは把握困難	・手間がかかる ・運営する住民の理解・協力が必須 ・非参加者との比較困難	・手間がかかる ・市町村や運営者の理解・協力が必須 ・分析対象者数の確保困難

が高かった点です。ニーズ調査の回答者が質問紙に記載された「サロン」の意味を取り違えているケースや，自治体で把握できていない「通いの場」があることが考えられます。

　方法 B と C は，「通いの場」への参加状況をより詳細に把握できます。B は参加者に対してアンケートを実施する方法，C は「通いの場」参加者の名簿を作成する方法です。どちらも手間がかかるため，関係者の理解や協力が不可欠ですが，「通いの場」の参加状況を詳しく把握でき，踏み込んだ分析から参加の効果や課題を具体

的に示すことができます。さらに，記名式であればニーズ調査を合わせて分析をすることもできます。ＢやＣを用いた事例は，（4）を参照してください。

❷ 比較対照と前後データ

　評価をする際，大事になるのが「比較」の視点です。特に，効果を評価したいと思ったときには，他集団との比較や，取り組み前後での比較が重要になります。

　たとえば，「『通いの場』に参加している人は，参加していない人に比べて健康な状態が続いている」（他集団との比較）ということや，「『通いの場』に参加する前と比べて，参加後には健康になっている」（前後の比較）ということを確認しながら，「通いの場」の効果を検証していきます。

❸ データの種類

　要介護認定の状況などの最終アウトカムに関するデータを得ることはもちろん，そのほかにも押さえておくべき情報があります。

表 5-2　データの例

情報	項目例	情報源	入手時期		
			前	中	後
人口特性など基本情報	性・年齢	□	◎		
	家族構成・居住エリア	□	◎	○	◎
	経済状況	□	◎	○	◎
健康状態	疾患有無	□	◎	○	◎
	IADL など	□	◎	○	◎
	健康度自己評価	□	◎	○	◎
生活習慣	飲酒・喫煙など	□	◎	○	◎
運動や外出	運動習慣・外出頻度など	□	◎	○	◎
社会関係	サポート授受	□	◎	○	◎
	友人と会う頻度など	□	◎	○	◎
地域での活動	「通いの場」の参加有無	□*	◎	○	◎
	参加期間や頻度など			○	
	参加しているプログラム			○	
健康・介護予防アウトカム	うつ	□	◎	○	◎
	フレイル	□	◎	○	◎
	要支援・要介護のリスク	□	◎	○	◎
	要介護認定状況	■		→	
	死亡	■		→	

〈情報源〉　□：第 8 期以降のニーズ調査から取得可能

　　　　　　■：自治体データとの結合が必要

　　　　　　無印：評価のために項目を立てるもの

　　　　　　*：「通いの場」に関する項目をニーズ調査に入れた自治体のみ

〈入手時期〉　◎：入手を推奨

　　　　　　○：入手すると中間評価や詳しい分析に使用可

　　　　　　→ ：評価開始後，3 年後，5 年後などに入手

「通いの場」参加者と非参加者では，参加前の健康状態や生活習慣などが異なっていることも考えられますので，そうした背景の違いを考慮して分析するために，事業実施前あるいは評価を開始する時点の情報も収集しておきます（表5-2）。

❷ で示したように，取り組みの前後で比較したり，「通いの場」参加者と非参加者とで比較したりすることで結果がより説得力のあるものになるため，比較対照となる非参加者のデータが取得できるよう，計画を立てておくことが肝要です。

多くの項目はニーズ調査（方法 A）を活用できますが，「通いの場」活動の詳細を把握したい場合には，「通いの場」参加者へのアンケート（方法 B）や名簿方式（方法 C）でデータを収集します。

アウトカムには，要支援・要介護認定の状況や死亡なども想定されます。しかし，実際に要支援・要介護認定や死亡をアウトカム指標として，統計学的に有意な差を確認するまでには，参加群が数百例なら 5 年以上の中長期的な追跡が必要になることが少なくありません。

比較的早い時期に，結果を把握したいという場合には，Tsuji ら[3]が開発した全国版「要支援・要介護リスク評価尺度」（表5-3）が役立ちます。この尺度は，ニーズ調査の中の 10 項目と性，年齢からなる，0〜48 点の尺度です。表5-3 のとおり，該当する点数を合計して点数を求めます。得点が高いほど要支援・要介護のリスク

表 5-3　全国版「要支援・要介護リスク評価尺度」[3]

質問項目	回答	点数
1.　バスや電車を使って 1 人で外出できますか	いいえ	2
2.　日用品の買い物ができますか	いいえ	3
3.　銀行預金・郵便貯金の出し入れが自分でできますか	いいえ	2
4.　階段を手すりや壁をつたわらずに昇っていますか	いいえ	3
5.　椅子に座った状態から何もつかまらずに立ち上がっていますか	いいえ	2
6.　15 分位続けて歩いていますか	いいえ	1
7.　この 1 年間に転んだことがありますか	はい	2
8.　転倒に対する不安は大きいですか	はい	2
9.　"体重（kg）÷身長（m）÷身長（m）"が 18.5 未満	はい	3
10.　昨年と比べて外出の回数が減っていますか	はい	3

性・年齢	男性	1	73 歳	9	82 歳	19
	65 歳	0	74 歳	10	83 歳	19
	66 歳	0	75 歳	12	84 歳	21
	67 歳	1	76 歳	12	85 歳	21
	68 歳	1	77 歳	13	86 歳	22
	69 歳	3	78 歳	14	87 歳	22
	70 歳	4	79 歳	15	88 歳	23
	71 歳	6	80 歳	17	89 歳	23
	72 歳	7	81 歳	18	90 歳以上	24

合計点数の範囲：0〜48 点

が高く，その後 6 年間の介護給付費も算出可能であるなど[4]，優れた予測力をもつことが確認されています。

合計点数と認定割合の関係は，10 点 → 3.8%，20 点 → 12.1%，30 点 → 34.8%，40 点 → 59.7% と右肩上がりに上昇したことが報告されており，3 年後に新たに認定を受ける確率が約 1 割にあたる，17 点を上回るかどうかが 1 つの目安になることが報告されています。

フレイルに着目して，ニーズ調査の 25 項目中，8 項目以上該当をフレイルと判定する方法もあります[5]。

(3) 地域レベルでの評価

「通いの場」の評価には，地域レベルの評価と，個人（あるいはプログラム）レベルの評価という，2 つのレベルがあります。本項では地域レベル，次項では個人（プログラム）レベルの評価について説明します。地域レベルでの評価は，地域全体に働き掛けるポピュレーションアプローチを推進する際にも活用されています。

❶ 1 時点データでできる評価

1 時点での評価は，逆の因果関係を含んでいるという限界があるものの，比較的容易で，タイムリーに実施できるという利点があります。

Jeong らの研究[6]では，ニーズ調査に含まれる「まわりの人から『いつも同じことを聞く』などのもの忘れがあるといわれますか」という設問に「はい」と回答した人の割合と，社会参加をしている人の割合に着目し，社会参加する人の割合が高い市町ほどもの忘れがある人の割合は低いことが報告されています。この研究は，第 6 期ニーズ調査（2013 年度）を活用したものです。

また，市区町村ごとの地域組織への参加割合と要支援・要介護認定率との関連を見た研究[7,8]もあります。参加割合が高い市区町村で認定率も低いことが確認されており，特に，趣味の会，スポーツの会，老人クラブの参加割合（低・中頻度）が地域のモニタリング指標になりうること[7]，要支援・要介護認定率との関連は，地域組織の種類や都市度などによって異なること[8]が報告されています。

井手ら[9]は，日本における 31 本の論文をレビューし，介護予防のための地域診断指標として 14 指標の有用性を報告しています。14 指標の内訳は，アウトカム 5 指標（① うつ，② 閉じこもり，③ 転倒者，④ 残存歯数，⑤ 要支援・要介護認定率），アウトカムに関連する 9 指標（① スポーツの会，② 趣味の会，③ ボランティアの会，④ 社会参加，⑤ 1 日の歩行時間が 30 分以上，⑥ 情緒的サポートの提供，⑦ 情緒的サポートの受領，⑧ 手段的サポートの提供，⑨ 手段的サポートの受領）です。こうした指標を活用しながら，地域の課題を分析したり共有したりすることが期待されます。

指標間の関連は，地域レベルで当てはまった場合でも，個人レベルでは当てはま

らないこと（生態学的誤謬）があることが知られています。逆に，個人間で認められる関連が，地域レベルでは当てはまらないこともあります（個人主義的誤謬）。地域と個人レベルで錯誤のない指標を地域診断などに用いる目的で，両レベルでともに有意に要介護リスクの抑制と関わっているソーシャル・キャピタル指標を探した研究では，社会的サポートや社会参加（ボランティア，趣味やスポーツの会），就労などが抽出されています[10]。以上のような研究結果を参考にしつつ，地域が目指す姿や課題などを考慮して評価指標を選択していくことが望まれます。

❷ 2時点の変化

　取り組みが始まると，「参加率は上がっているか」「参加が増えた層はどのような人たちか」「健康状態や要介護リスクは改善しているか」などといった評価の視点が出てくると思います。複数時点でデータを収集できれば，関心のある指標の推移や，変化に関連する要因を明らかにすることができます。

　2時点のデータを活用した事例には，JAGES の 2010 年度と 2016 年度の調査を比較し，社会参加者の割合が向上していることや，参加者の高年齢化を示した研究[11]や，2010〜2011 年度と 2016 年度の 2 時点の調査から，社会参加割合が向上した市区町で抑うつ割合が低下していることが確認された研究[12]，2010 年度と 2013 年度の調査を比較し，歩行者割合が向上した市町村ほど転倒者割合は低下するという関連を報告した研究[13]があります。また，第 1 章 6）の（2）（p.28）にも，2 時点での評価を活用した神奈川県横浜市の事例がありますので，参照してください。

❸ 地域の取り組みと介護予防

　ニーズ調査で得られたデータと，別の情報源を組み合わせて分析することも可能です。Sato らの研究[14]では，ニーズ調査に含まれる「基本チェックリスト」項目からフレイル該当者の割合を算出するとともに，別の情報源として，厚生労働省「介護予防事業報告」から各市町村の介護予防普及・啓発事業（講演会，相談会，介護予防教室など）と地域介護予防活動支援事業（「通いの場」，ボランティア活動など）の年度別実施回数を使用しています。

　その結果，「通いの場」づくり事業に熱心な市町村にはフレイルが少ないこと，高齢者 100 人あたり 1 回の事業実施が，フレイルになるリスクを 1 割引き下げることに相当することが報告されています。各地域での取り組みがデータ化できれば，ニーズ調査と組み合わせて，その取り組みが地域全体の健康状態と関連しているかどうかを検討できます。　　　　　　　　　　　　　　　　　　　　〔横山（由）・尾島〕

（4）プログラムレベルの評価—参加者名簿の作成方法—

　評価を実施する上で重要な資料となる参加者名簿の作り方には，① 紙ベースで集めて入力する，② QR コードや③活動量計，④ IC カードを用いるなどの方法があ

ります。

❶ 紙ベースで集めて入力

〔参加者の理解〕

　愛知県武豊町の「憩いのサロン」では，初めての参加者はサロンの入り口に設けられた参加受付で参加者名簿に住所と氏名を記入することになっていました。氏名だけでなく住所を記入するのは，同姓同名の参加者を区別するためです。「憩いのサロン」は，居住地区に関係なく町内の全サロンに参加が可能で，同姓同名が実際に何組か存在しました。1 回参加すると，次回には名簿に名前が掲載されるので，そこに○印をつけることで参加が記録されます。

　この参加者名簿を全会場から町職員が回収して，年度ごとに電子ファイルに入力し，住民基本台帳を介して参加者名簿に介護保険の被保険者番号を付加します。被保険者番号が付加されなければ，介護保険関連データと結合し，参加者がその後，要介護認定を受けたかどうか，どれだけ介護給付を受けたかを追跡することができません。データ結合により，サロンの介護予防効果の検証が可能になっています。

　住所・氏名は個人情報であり，それを毎回書くことは手間がかかることでもあるので，当然，参加者からの抵抗はありました。なぜ住所・氏名を書くのかとたずねられることもありましたが，同町の「憩いのサロン」事業は町の主催で，町の介護予防の予算が投入されており，介護予防の効果検証が必要であることを説明すると，理解が得られやすかったそうです。

〔新型コロナウイルス感染症（COVID-19）への対応〕

　2007 年の事業開始から継続して使われてきたこの参加者名簿ですが，2020 年以降の COVID-19 の感染拡大により変更が必要になりました。感染拡大への対策として，さまざまなイベント・事業が中止される中，「憩いのサロン」の活動も，2020年 2 月の末まで行われた後，中止されました。

　しかし，サロンの中止が続くことは，国立長寿医療研究センター[15]や JAGES（木村ら[16]）が報告したように，高齢者の活動性が低下し，要介護者が増えるリスクを高めることにつながります。町は再開を目指し，サロン実施のためのガイドラインを作成し，町職員と少人数のボランティアのみによる「模擬サロン」を行ってみて，感染を防ぎながらサロンを実施するための方法を探りました。ガイドラインは，厚生労働省が 5 月 29 日に公表した「新型コロナウイルス感染症の感染防止に配慮して通いの場等の取組を実施するための留意事項について」を踏まえて作成されました。このガイドラインに従い，参加者名簿には氏名，連絡先のほか，風邪症状の有無，体温を記録する欄が設けられました。従来よりも 1 人あたりの受付に多くの時間がかかることになったため，受付の人員を増やしての対応が検討されています。2021 年 4 月から再開したサロン活動でも，この参加者名簿が用いられています。

〔メリットとデメリット〕

　紙ベースでの参加者名簿のメリットは,「原始的」であるために誰にでも利用しやすく, 不具合などが生じないこと, また, ここで紹介した COVID-19 対応時のように様式の変更が必要となった場合でも, 対応が容易なことであると考えられます。

　一方, デメリットとしては, 参加者名簿の回収, ファイルへの入力, 被保険者番号の付加と, 職員への負担があること, 住所などを書く場合はそれが他の人の目に触れる可能性があることがあげられます。　　　　　　　　　　　　　〔平井〕

❷ QR コードの利用

　愛知県常滑市では,「通いの場」などが高齢者の社会参加促進や健康維持などに寄与した効果を評価するため,「通いの場」への参加状況を個人別に詳細に把握しました。

　その方法としては, 社会福祉協議会の「スマイルポイント事業」を利用しました。登録団体のボランティア活動に参加するとポイントが貯まり, 一定数貯めると商品券と交換できる仕組みです。行政主体で実施している事業のみならず, 市民が自ら活動をしているグループもポイントの対象にしています。

　これまで, 参加者名簿は紙媒体の手書きで行われていましたが, 効率化を図るために, 参加者の「スマイルポイントカード」に QR コードのシールを貼り, コードをタブレットで読み取ると名簿が作成できるようにしました(写真 5-1)。そして, このシステムの開発を担った企業（トーテックアメニティ株式会社）と行政と研究者の共同研究が始まりました。

　その効果や課題については, 以下のとおりです。

〔効果〕

・QR コード読み取りを行うボランティアの育成により, 男性の活躍の場ができた。

　タブレットを使ってのコード読み取りの作業のために, 数多くある「通いの場」に行政職員が出向くことは難しいため, 代行してくれるボランティアを育成するこ

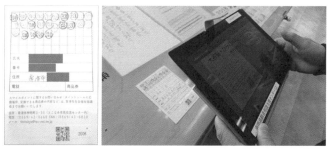

写真 5-1　「スマイルポイントカード」（左）に貼った QR コードを
　　　　　タブレットで読み取り,「通いの場」参加者名簿を作成

とにしました。特に機械に強い男性がボランティアとして参加し，市内各地で活躍しています。

・「通いの場」の実参加者の把握ができた。

　QR コード読み取りが開始された 2016 年 10 月から 2021 年 3 月までの結果では，実人数 3,950 人の把握ができました。さらに，個人の参加日，「通いの場」の種類，ボランティアか利用者かの把握もできています。

・名簿作成の効率化を図ることができた。

　QR コードによる情報収集であるため，データ整備にかかる現場（特に，社会福祉協議会）の負担が軽減されました。一方，「ポイントカードを忘れてきた」という参加者も一定数いることを考慮する必要があります。本取り組みでは，すでに活用していた「スマイルポイントカード」に QR コードのシールを貼ることで，従来の仕組みを大きく変えなかったことが功を奏し，忘れてくる人は少なく，ある程度の実名簿ができました。

〔課題〕

・「通いの場」によっては，導入が遅れ，把握できていなかったところもある。

　現時点では，スマイルポイント事業の全登録団体や事業を網羅しているわけではなく，限定的です。「通いの場」の参加者の中に（ボランティアも含めて），タブレットの操作ができる人がいるか否かで導入・非導入が決まっています。そのため，効果評価時の「非参加群」中に，「本当は参加している人」がいるので，分析は慎重に行う必要があります。

〔データを活用した評価の取り組み〕

　常滑市では，2016 年度に実施した JAGES の「健康とくらしの調査」のデータをベースラインとし，2019 年度に実施した調査にも参加した 5,413 人分のデータを結合しました。さらに，2016 年 10 月から 2021 年 3 月までの QR コード読み取り実人数 3,950 人分のデータも結合した結果，「通いの場」参加者（QR コード拠点参加者）1,909 人と非参加者 3,504 人の把握ができました。

　参加者の特徴を探ると，認知症リスク者や生活機能低下者が少ないことがわかりました。さらに，「最近，もの忘れが気になっている」人が多く参加している傾向にあり，認知症予防のために社会参加をした方がよいと思っている市民が増えている傾向にあることが推察できました。また，参加者の方がポジティブ感情や主観的健康感が高いこともわかりました。今後，賦課データとも結合することで，介護予防効果の評価ができると期待されています。　　　　　　　　　〔中村・大田〕

❸ 活動量計の利用

千葉県長柄町では，2017 年度から，介護予防に資する計画として，65 歳以上を対象とした「ながら健康ポイント事業」を開始しました。2018 年度からは，介護予防政策に健康促進の観点を追加し，対象年齢を 40 歳に引き下げて参加者を募り，2022年度までの「ながら健康ポイント事業」を展開しています。本事業は，地域住民が健康で生き生き暮らせることを目的とし，「通いの場」などの参加記録およびウォーキングの歩数の記録をとって，記録に応じた健康ポイントを付与するものです。

ここでは，参加記録およびウォーキング記録に活動量計を利活用した事例を紹介します。

〔システムの概要〕

「ながら健康ポイント事業」は，日本医療研究開発機構（AMED）のパーソナル・ヘルス・レコード（PHR）利活用研究事業の一部として，株式会社アコーズのAM500N の活動量計を用い，NTT テクノクロス株式会社が運用する「ひかり健康相談」システム（https://www.hikari-kenkousoudan.com/）を利用しました[17]。

「ひかり健康相談」システムはクラウド型で，氏名，住所などの個人情報は含まず，ログイン ID，ニックネーム，活動量計 No.，参加ログ（「通いの場」参加記録），歩数，消費カロリーなどが記録されます。

まず，長柄町健康福祉課により，事業説明，個人情報の取り扱い説明，および，千葉大学を中心とした研究チームと共同で展開する事業であることと，活動量計データの研究利用に関する説明が行われました。参加者は，事業および個人情報の取り扱いなどに同意した上で，長柄町より活動量計が 1 人 1 台貸与されました。

参加者は，日常的に活動量計を持ち歩きます。町の中に設置されているタブレットに活動量計をタッチすることで，歩数などのデータが「ひかり健康相談」システムに送られ，データが蓄積されます。活動量計内には，最大 2 週間分の歩数データが記録できます。

タブレットは，「通いの場」拠点のほか，役場などの主要な場所に設置し，活動量計データを集約しやすい環境を整えました。活動量計をタブレットにタッチする際に，個人の「通いの場」参加歴や歩数データを「見える化」して確認できるようになっています（写真 5-2）。

〔事業参加による効果〕

65 歳以上を対象に，参加 6 か月後に活動量計の利用についてアンケートを実施した結果，活動量計を日常的に持ち歩いている人は 76.0% でした。

本事業への参加理由は，「推進員・サポーターや町職員に頼まれた」が最も多く63.0% でしたが，そのほかに，「健康維持・介護予防によさそう」「楽しそう」「参加回数が増えるのを見るのが楽しい」「ポイントがつく」と続きました。

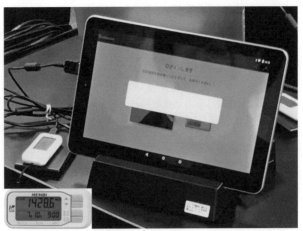

写真 5-2　**本事業に使用した活動量計（左下）とタブレット**

　当初，65 歳以上の参加者にとってタブレットの操作は難しいのではないかということが課題としてあがりましたが，タブレットの操作ができる人ほど，「健康維持・介護予防によさそう」「楽しそう」「参加回数が増えるのが楽しい」などの前向きな参加・継続理由を回答する傾向であることがわかりました。この結果から，参加者向けのタブレット利用講習会などの必要性が示唆されました。

　また，「本事業に参加する前と比べて，介護予防教室や公民館教室への参加意欲は向上しましたか」という質問に対して，「とてもそう思う」「そう思う」との回答は70.6％，「本事業に参加する前と比べて健康づくりへの意欲がわきましたか」に対して，「とてもそう思う」「そう思う」は76.0％で，活動量計の利用は，参加者の意欲向上を促すことがわかりました。

〔「通いの場」参加に活動量計を使用する効果〕

　「通いの場」参加にあたり，活動量計を使用する効果を確認するために，① 歩数データの分析，② 要支援・要介護リスクの評価を行いました。

① 歩数データについて

　事業開始から 1 年 2 か月後，「通いの場」の参加日と非参加日の歩数の違いを確認しました。2017 年 10 月から 2018 年 12 月までに参加した 231 人のうち，歩数計の利用が 90 日以上であり，歩数の記録が平均で週 5 日以上ある 55 人（年齢 74.3±5.6歳，男性 9 人，女性 46 人）を分析対象としました。分析対象者を前期高齢者と後期高齢者に層別した場合，前期高齢者（29 人）は非参加日の歩数中央値が 5,995 歩である一方，参加日は 6,266 歩であり，有意に参加日の歩数が多いことがわかりました。一方，後期高齢者（26 人）では，非参加日と参加日の歩数に有意差はありませんでした（歩数中央値：非参加日 3,927 歩，参加日 3,841 歩）[18]。

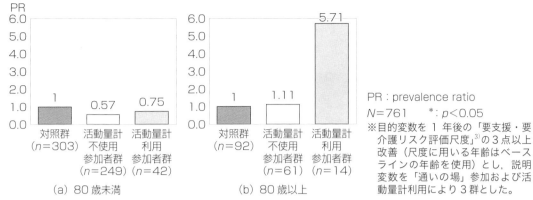

図 5-4　活動量計の利用別要支援・要介護リスクの評価[19]

② 要支援・要介護リスクについて

　Tsuji ら[3]が開発した「要支援・要介護リスク評価尺度」を用いて，活動量計利用におけるリスクの変化について分析しました。要支援・要介護認定を受けていない長柄町在住の「通いの場」非参加者を対照群とし，活動量計を利用していない「通いの場」参加者（活動量計不使用参加者群），90 日以上活動量計を利用している参加者（活動量計利用参加者群）を比較しました。その結果，80 歳以上では，活動量計を利用せずに「通いの場」に月 1 回以上参加している場合は，「通いの場」非参加者と比較して，要支援・要介護リスクの改善は有意ではありませんでしたが，活動量計を利用して「通いの場」に参加した場合は，要支援・要介護リスクが改善した人が有意に多いことがわかりました（図 5-4）[19]。

　活動量計によって利用状況の「見える化」をしたことで，「通いの場」参加日には，非参加日よりも（前期高齢者で）歩数が増えたり，健康づくりへの意欲がわき，80 歳以上では，非参加者や，活動量計不使用者よりも，1 年後の要支援・要介護リスクが改善したという結果が得られました。参加者数が少ないため，さらに対象者数を増やしたり，他の市町での検証を実施したりすることが望まれます（神奈川県横浜市の「よこはまウォーキングポイント事業」については，第 4 章 1) の (5) を参照：p.84）。　　　　　　　　　　　　　　　　　　　　　　　　　〔横山（芽）〕

❹ IC カードの利用

　兵庫県神戸市では，2014 年度から介護予防サロン推進事業に取り組み，要支援・要介護リスクを抱えた高齢者が多い地域を選定した上で，その地域に対して重点的に「通いの場」の立ち上げ支援を行ってきました（本事業については，2) の (3) を参照：p.116）[20]。

　ここでは，その一部の「通いの場」で導入された，IC カードなどを用いた参加状況管理や名簿作成の仕組みとともに，「プラスアルファ」の工夫を紹介します。

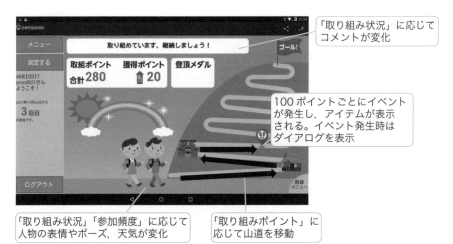

「取り組み状況」に応じて
コメントが変化

100 ポイントごとにイベント
が発生し，アイテムが表示
される。イベント発生時は
ダイアログを表示

「取り組み状況」「参加頻度」に応じて
人物の表情やポーズ，天気が変化

「取り組みポイント」に
応じて山道を移動

写真 5-3　参加頻度などによりイラストやコメントが変化する「いきいき山のぼり」機能

〔意欲的・効率的健康管理を促す〕

　2016 年度から，❸ と同様，AMED の PHR 利活用研究事業の一環として，これら
の「通いの場」では NTT テクノクロス株式会社が提供するクラウド型遠隔健康相
談サービス「ひかり健康相談」を導入しました。

　参加者のうち，希望者一人一人に IC カードを配布し，参加するたびにそのカー
ドを読み取り機にタッチもしくはかざすことで，参加状況（参加日時や教室・イベ
ント名）を把握・管理することができるシステムです。この基本的な機能に加えて，
次の 2 つの機能を加えたことが本システムの特徴です。

　1 つ目は，参加頻度や自身が定めた目標（歩数など）の達成状況に応じて，カー
ドの読み取り機を接続する端末（タブレットやパソコン）の画面に表示されるイラ
ストやコメントが変化する「いきいき山のぼり」機能です（写真 5-3）。

　これに参加するには，まず，日ごろの「生活の目標」をあらかじめ各自のカード
に記入します。そして，「通いの場」に参加した際のカードの読み取りの後に，ここ
数日の達成状況を「取り組めた」「少し取り組めた」「全く取り組めなかった」から
自己評価して画面上で選択します。参加頻度が高く，取り込み状況が良好である
ほど「山のぼり」が順調に進み，さまざまなイベントが発生し，アイテムの獲得に
つながるという，ゲームのようなお楽しみ機能です。これによって，「通いの場」
への参加意欲と，日々の生活における健康への心がけ，それぞれの向上をねらいま
した。

　2 つ目は，その他の健康に関わる情報（問診や健診結果など）をシステムに取り
込み，参加記録などとまとめて閲覧できるようにすることで，自身の健康管理をよ
り効率的に行うことができることをねらった機能です（図 5-5）。

　さらに，本人の同意を得た上で，それらの情報は自治体や事業者なども閲覧する
ことが可能となり，より質の高いフィードバックや，健康施策・介護予防事業の推

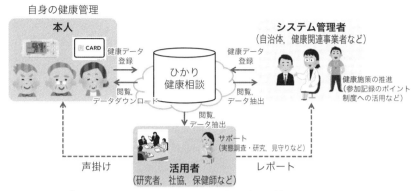

自身の健康管理

本人

システム管理者
（自治体，健康関連事業者など）

健康データ登録

ひかり健康相談

健康データ登録

閲覧，データダウンロード

閲覧，データ抽出

健康施策の推進
（参加記録のポイント
制度への活用など）

閲覧，データ抽出

サポート
（実態調査・研究，見守りなど）

声掛け

活用者
（研究者，社協，保健師など）

レポート

図 5-5　パーソナル・ヘルス・レコード（PHR）を利活用するシステムの概要

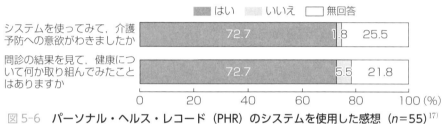

はい　　いいえ　　無回答

システムを使ってみて，介護予防への意欲がわきましたか　72.7　1.8　25.5

問診の結果を見て，健康について何か取り組んでみたことはありますか　72.7　5.5　21.8

0　20　40　60　80　100 (%)

図 5-6　パーソナル・ヘルス・レコード（PHR）のシステムを使用した感想（*n*=55）[17]

進につなげられるようなシステムを構築しました。

〔ICT 活用で広がる可能性〕

　これらのシステムを活用した参加者にアンケートを行ったところ，「介護予防への意欲がわいた」「問診の結果を見て，健康について何か取り組んでみたことがある」と回答した人が約 7 割いました（図 5-6）[17]。

　以上のように，IC カードなどを利用して参加状況を把握・管理する際に，単に名簿を作成するだけの目的にとどめるのではなく，さらに ICT を活用することで，「通いの場」への参加意欲や，自身の健康に対する意識や行動がより一層高まる可能性が見えてきました。一方で，IC カードを忘れてくる高齢者がいること，その人たちへの対応が課題となることもわかりました。　　　　　　　　　　〔辻〕

2) 取り組みの改善につながった評価事例 ―評価し（check），改善する（action）―

　　本章の冒頭では，「通いの場」参加から健康に至るロジックモデルとその評価について解説しました。

　　ここでは，まず（1）で，ロジックモデルに基づく効果評価のうち，プロセス評価について，その具体例をあげながら，プロセス評価によってわかることを概説します。そして（2）～（5）では，効果評価をもとに取り組みを見直し，成果を上げている事例を紹介します。それぞれの事例のポイントや，事例の地域とは異なる地域性における応用のヒントも併せて示します。

(1) プロセス評価からわかること

〔プロセス評価の意義〕

　　「通いの場」を含む一般介護予防事業の効果評価など，プログラム評価では，成果目標に対する成果（アウトカム）指標を用いた効果評価が注目されがちです。しかし，より効果の大きな事業への改善のためには，実施プロセスの評価が重要です[21-23]。一般的に，実施した事業の最終的な成果に至る諸段階は，前掲のロジックモデルで示したように階層構造をなしています（図 5-1～5-3 を参照：p. 93～95）。この実施プロセスが適切に運営されていない場合，事業の成果があるような結果が得られても，見かけ上の効果かもしれません[21]。

　　厚生労働省の「一般介護予防事業等の推進方策に関する検討会」取りまとめ[24]で，成果目標に関するアウトカム指標（最終アウトカム）の例として，健康寿命延伸（要介護認定），幸福感があげられています。その中でも，「通いの場」の効果を要介護認定により検証しようとした場合，3 年以上の長期的な追跡が必要となるとされています[25]。

　　愛知県武豊町における「憩いのサロン」事業による要介護認定抑制効果を検証した先行研究においても，追跡期間は 5 年を要しています[26]。第 3 章でも紹介したように「一般介護予防事業等の推進方策に関する検討会」取りまとめ[24]では，「通いの場」を含む一般介護予防事業を PDCA サイクルに沿って推進していくことが重要とされています。3 年周期で高齢福祉計画に基づき，「通いの場」を含む一般介護予防事業の PDCA を回す，ロジックモデルに沿ったプロセス評価（あるいは中間アウトカム評価）は，最終アウトカムを達成するための進捗評価として重要になります。

〔プロセス評価の項目〕

　　プロセス評価としては，「通いの場」ごとの状況など，個々の取り組み状況の視点から，表 5-4，5-5 のような指標が例としてあげられています[24]。「通いの場」を含む一般介護予防事業を行う上で，どのような取り組みを実施すべきかをロジック

表 5-4　**取り組み過程を評価するプロセス指標例 ① 都道府県**（文献[24]より改変）

指標案	評価の視点
介護予防の取組に係る好事例の発信状況	市町村が介護予防の取組を効果的に実施するために，好事例を参考にできることが重要であり，その支援を評価
市町村による情報交換の場の設定	市町村が介護予防の取組を効果的に実施するために，市町村間の情報交換が重要であることから，その支援を評価
管内市町村の実施状況の分析に基づく支援の実施状況	介護予防の取組状況は市町村毎にばらつきが大きいことから，管内市町村の実施状況を分析し，それに基づく支援を評価
・データ活用のための研修会の実施状況 ・データ活用のためのアドバイザー派遣状況	市町村がPDCAサイクルに沿った取組を実施するためには，データの分析や評価が困難な場合があることから，そのための支援を評価
一体的実施に向けた環境整備の実施状況	介護予防の取組を効果的に実施するためには，医療保険制度における保健事業と一体的に実施することが重要だが，市町村のみでは困難な場合があることから，その環境整備を評価
専門職の人的支援等に関する関係団体との連携状況	専門職の人的支援等に関する関係団体との連携体制は，広域的に取り組むことが効果的であることから，その体制構築を評価
都道府県単位での自治組織や社協等との連携体制の構築状況	自治組織や社協等との連携体制は，広域的に取り組むことが効果的であることから，その体制構築を評価
都道府県単位での民間企業や大学との連携体制の構築状況	民間企業や大学との連携体制は，広域的に取り組むことが効果的であることから，その体制構築を評価

モデル段階で立案し，その進捗をプロセス評価で評価していく必要があります。

　表5-5の市町村における取り組み過程を評価する指標には，「『通いの場』に参加する高齢者の状態の把握」も掲げられています。実施した「通いの場」を含む一般介護予防事業がどの層に届いているのかをモニタリングする意味で重要な指標です。

〔どのような属性をもつ高齢者が参加しているか〕

　「『通いの場』に参加する高齢者の状態」の視点として，「どのような属性をもつ高齢者が参加しているか」は重要です。ハイリスク者を選択することで効率的に介入することを意図したハイリスクアプローチをとっていた介護保険法の改正前（ ～2014年）に比べ，対象者を選択せずに介入するポピュレーションアプローチに転換された改正後の方が3.6倍も多くのハイリスク者が介護予防事業に参加していたこと[27]は，第1章の3）でも紹介しました（p.4）。

　「健康日本21（第二次）」[28]の基本的な方向として，「健康寿命延伸」と「健康格差縮小」が掲げられています。このことを考慮すると，介護予防においても「健康格差縮小」の視点は忘れてはならず，「通いの場」に参加している高齢者の社会経済的階層に着目した評価も必要です。

　そこで筆者らは，狭義の「通いの場」，そして，広義の「通いの場」に当たるスポーツや趣味の会，ボランティアに参加している高齢者の属性を所得や教育歴などの社会経済的階層に着目して評価しました[29]。その結果，社会参加のうち，就労や自治会などは男性が多く，「通いの場」は少ないこともわかりました。スポーツや趣味の会では，低所得・低学歴の高齢者の参加が少なく，狭義の「通いの場」やボラ

表 5-5　取り組み過程を評価する指標例 ② 市町村（文献[24]より改変）

指標案	評価の視点
・行政内の他部門と連携して介護予防の取組を進める体制の整備状況（会議・イベント実施等） ・他部門が行う通いの場・参加状況の把握	福祉や健康増進，市民協働，産業振興，都市計画等の様々な担当部局との連携が重要であるため，その連携体制と連携した取組の実施状況を評価
・多様な主体と連携して介護予防の取組を進める体制の整備状況（会議・イベントの実施） ・多様な主体が行う通いの場・参加状況の把握	自治会や医療・介護等関係機関，NPO 法人，民間企業，大学等を含めた多様な主体との連携が重要であるため，その連携状況を評価
介護予防と保健事業の一体的な実施状況	医療保険制度における保健事業との一体的な実施が重要であるため，その実施状況を評価
・関係団体との連携状況（会議実施等） ・専門職の介護予防への関与状況	多様な専門職（運動・口腔・栄養分野等）の関与が重要であるため，各分野の関係団体との連携状況を評価
参加促進に向けたポイント等の取組の実施状況	高齢者の通いの場への参加を促す観点から，参加促進に向けた取組を評価 ＊ポイント制度の適切な運用に向けた検討をあわせて実施
・対象者把握の取組の実施状況 ・参加促進に向けたアウトリーチの取組の実施状況	通いの場に参加していない者の参加を促すことの重要性に鑑み，参加促進のためのアウトリーチ対象者把握の取組とアウトリーチの取組を評価 ＊各種データの活用も含めた対象者把握の在り方は，引き続き検討
・通いの場等の担い手育成研修の実施状況 ・有償・無償ボランティア等推進の取組の実施状況	通いの場の担い手としての参加など，役割のある形での取組が重要であるため，担い手としての参加を促進するための取組を評価
・介護予防の企画・検証等を行う協議体の設置状況 ・協議会における検証や改善の実施状況	PDCA サイクルに沿った取組を推進するためには，企画・検証等を行う体制が重要であるため，その体制整備や検証等の実施状況を評価
データの分析等の実施状況	人口や認定率，通いの場設置状況，介護レセプト等のデータを分析した上で，それに基づく対策を実施することが重要であり，その取組状況を評価
通いの場に参加する高齢者の状態の把握	通いの場の成果評価にあたり，高齢者の状態を把握することが望ましいが，現時点ではデータ収集等の体制が整っていないので，その取組を評価 ＊中期的な課題：通いの場に参加する高齢者の状態に係る評価実施を検討

ンティアでは，そうした関連が見られませんでした[29]（図 5-7，5-8）。最終的な効果評価を行うに当たっても，どのような属性をもつ高齢者が参加しているかを把握しておくことが，展開した「通いの場」をはじめとする社会参加がどの層に効果的なのかを検討するのに必要です。

〔プログラム別の効果評価〕

　「通いの場」の効果評価の上で，「通いの場」のプログラムによって効果が異なる可能性があります。そこで筆者らは，狭義の「通いの場」への参加者を対象にどのようなプログラムに参加しているのかを，38 市町の「通いの場」参加者調査で検討

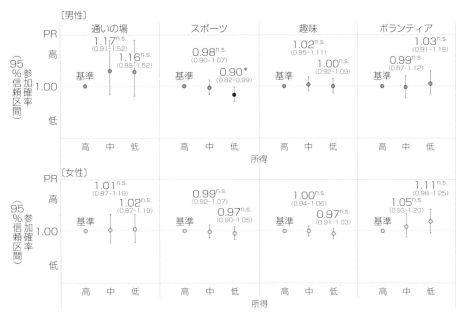

PR : prevalence ratio
* : p＜0.05　　** : p＜0.01　　*** : p＜0.001　　n.s. : not significant
※高所得＝400 万円/年以上，中所得＝200 万～399 万円/年，低所得＝200 万円/年未満と定義。
※高所得層を基準（1.00）とし，PR が 1 より大きい場合，参加している確率が高く，1 より小さい場合，参加している確率が低い。

図 5-7　**高齢者の社会参加と社会経済階層 ① 等価所得**

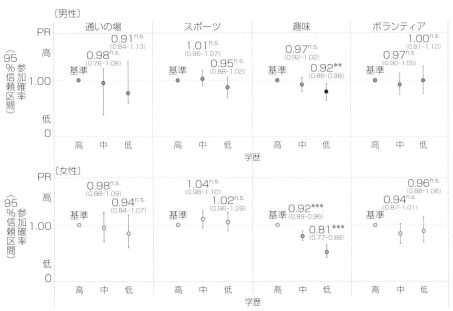

* : p＜0.05　　** : p＜0.01　　*** : p＜0.001　　n.s. : not significant
※高学歴＝13 年以上，中学歴＝10～12 年，低学歴＝9 年未満と定義。
※高学歴層を基準（1.00）とし，PR が 1 より大きい場合，参加している確率が高く，1 より小さい場合，参加している確率が低い。

図 5-8　**高齢者の社会参加と社会経済階層 ② 教育歴**

表 5-6　プログラムの種類別参加人数と参加割合*

性別	単位	プログラム						
		体操	音楽	創作活動	室内ゲーム	脳トレ	お茶**	世代間交流
男性	人	591	377	138	369	309	673	232
9,493 人	%	6.2	4.0	1.5	3.9	3.3	7.1	2.4
女性	人	1,351	784	634	473	705	1,443	292
10,005 人	%	13.5	7.8	6.3	4.7	7.0	14.4	2.9
計	人	1,942	1,161	772	842	1,014	2,116	524
	%	10.0	6.0	4.0	4.3	5.2	10.9	2.7

　*：回答者 19,498 人のうち，各プログラムに 1 か月あたり「1 時間未満」から「6 時間以上」参加していると回答した人の割合。
**：おしゃべり（お茶を含む）。

　　しました。

　　プログラムの種類では，① 体操，② 音楽（歌唱や演奏），③ 創作活動（手工芸など），④ 室内ゲーム（囲碁と将棋，麻雀やレクリエーションゲームなど），⑤ 脳トレーニング，⑥ おしゃべり（お茶を含む），⑦ 地域の子どもとの交流，の 7 種類としました。プログラムの参加の定義は，各プログラムの 1 か月あたりの参加頻度について，「ほとんどなし」「1 時間未満」「1〜2 時間」「2〜4 時間」「4〜6 時間」「6 時間以上」の選択肢より，「1 時間未満」から「6 時間以上」と回答した人を参加者としました。

　　回答者 19,498 人（男性：9,493 人，女性：10,005 人）中，いずれかのプログラムへの参加者は 2,997 人（15.4%）で，男性：1,074 人（11.3%），女性：1,923 人（19.2%）でした。

　　プログラム別の参加割合は，体操とお茶が最も多く 10.0% と 10.9% で，世代間交流は 2.7% にとどまりました。また，全プログラムにおいて，男性よりも女性の参加割合が高く，特に，体操，音楽，創作活動，脳トレ，お茶は女性の参加割合が男性の約 2 倍でしたが，室内ゲームと世代間交流は男女差が小さいことがわかりました（表 5-6）。

　　「通いの場」のプログラムは単一であることが少なく，ほとんどの場合が複合的プログラムとして運営されています。そこで，参加割合の高いプログラムの組み合わせを検討しました（表 5-7）。最も参加の多いプログラムの組み合わせとして，2 種類の場合は「体操＋お茶」，3 種類の場合は「体操＋脳トレ＋お茶」「体操＋音楽＋お茶」であることがわかりました。今後，これらのプログラムの組み合わせで効果が異なるのか，検証が望まれます。

　　「通いの場」参加による心理的変化についても検討しました。心理的変化として，「幸福感」「健康感」「ポジティブ感情」の 3 種類の指標を用いて検討した結果，いずれかのプログラムを 1 つでも利用している人は，非参加者に比べてポジティブ感情を有し，前向きな心理であることがわかりました。幸福感や健康感においても，ほ

表 5-7 参加割合の高いプログラムの組み合わせ

組み合わせ	順位	前期高齢者 男性 プログラム	割合(%)	前期高齢者 女性 プログラム	割合(%)	後期高齢者 男性 プログラム	割合(%)	後期高齢者 女性 プログラム	割合(%)
2種類	1	体操＋お茶 (n=158)	3.0	体操＋お茶 (n=433)	7.9	体操＋お茶 (n=243)	5.8	体操＋お茶 (n=593)	13.1
	2	音楽＋お茶 (n=105)	2.0	音楽＋お茶 (n=274)	5.0	音楽＋お茶 (n=171)	4.1	脳トレ＋お茶 (n=388)	8.6
	3	体操＋音楽 (n=95)	1.8	脳トレ＋お茶 (n=254)	4.6	脳トレ＋お茶 (n=168)	4.0	音楽＋お茶 (n=376)	8.3
3種類	1	体操＋音楽＋お茶 (n=83)	1.6	体操＋脳トレ＋お茶 (n=221)	4.0	体操＋脳トレ＋お茶 (n=130)	3.1	体操＋脳トレ＋お茶 (n=345)	7.6
	2	体操＋ゲーム＋お茶 (n=74)	1.4	体操＋音楽＋お茶 (n=211)	3.8	体操＋音楽＋お茶 (n=118)	2.8	体操＋音楽＋お茶 (n=306)	6.8
	3	体操＋脳トレ＋お茶 (n=73)	1.4	音楽＋脳トレ＋お茶 (n=146)	2.7	体操＋ゲーム＋お茶 (n=113)	2.7	音楽＋脳トレ＋お茶 (n=226)	5.0

※「お茶」は，表 5-6 と同様，「おしゃべり（お茶を含む）」を示す。

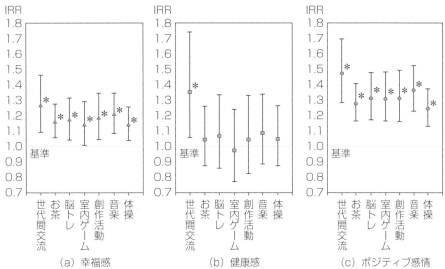

IRR : incidence rate ratio　　*：$p < 0.05$
※「通いの場」非参加者と比較して，幸福感，健康感，ポジティブ感情のそれぞれを有する確率を表す。
　1.0 より高いとその確率が高いことを示す。
※「お茶」は，「おしゃべり（お茶を含む）」を示す。

図 5-9 「通いの場」への参加と心理的変化

とんどのプログラムで有意に高いことがわかりましたが，特に，世代間交流に参加する参加者は，3 指標のいずれにおいても有意に高く，心理的側面における有用性が示唆されました[30]（図 5-9）。　　　　　〔井手・横山（芽）〕

113

(2) 多部署による連携事例

●部署を超えた横断的な取り組みによる「通いの場」づくり（愛知県東海市）

　愛知県東海市では，介護予防だけでなく，都市基盤や生涯学習担当部署などを含む，市全体で健康づくりと生きがいづくりを推進するための「東海市健康・生きがい連携推進プラン」を策定し，本プランに基づいて「いきいき元気推進事業」を進めています。この事業は，生きがいをもち，健康に暮らすことができる生活環境を整備するために，介護予防の視点だけでなく，子育てや防災など，幅広い視点を含めた地域づくりを目指し，さまざまな部署が関わっています。

　その具体的な事例の一つとして，老人憩いの家をベースとし，集会所・津波避難施設・児童館を合築した多目的交流施設「健康交流の家」の整備があります。

　「健康交流の家」は，地域づくりによる健康増進を図るため，健康行動の増進と住民同士の交流の促進を目的とした施設です（2012 年から 2018 年にかけて，市内 4か所に設置）。健康増進と交流促進のスペースからなり，健康増進スペースではさまざまなスポーツや趣味活動が行われ，交流促進スペースでは住民が自由にくつろぐことのできる憩いの空間として活用されています。また，住民主体を基本とし，地域住民組織などに指定管理委託している点，保健師や理学療法士の専門職が支援している点などが特徴です。

　COVID-19 の感染拡大により，一時休止していましたが，地域の「通いの場」を維持していくため，消毒の徹底，利用者の氏名・連絡先の把握，飲食物の提供の停止など，具体的な感染症対策を講じながら運営を継続しています。

〔部署を超えた横断的取り組み〕

　「健康交流の家」は，健康分野を担当している健康推進課・高齢者支援課が中心的役割を担っていますが，部署を超えた横断的な取り組みを行っています。

　2012 年開設の「健康交流の家」では，公共施設の建設などを担当している都市整備課と連携し，2013 年開設の自治会集会所が合築された施設では，都市整備課だけでなく市民協働課と，2015 年開設の津波避難施設が合築された施設（写真 5-4）では，防災を担当している防災危機管理課と，2018 年開設の児童館・津波避難施設が合築された施設では，子育て支援を担当している女性子ども課などと連携してきました（図 5-10）。そして，こうした他部署との連携，他機能施設との合築により，相乗的にその機能を高めています。

〔研究者との共同による評価計画で実現した効果評価〕

　東海市では，PDCA サイクルに沿った事業を推進していくために，「健康交流の家」の整備事業などの介護予防施策の効果検証を実施し，大学の研究者との共同研究も進めてきました。事業評価では，事業の開始前後の利用群と非利用群を比較分析する研究デザインなどを採用し，評価しました。

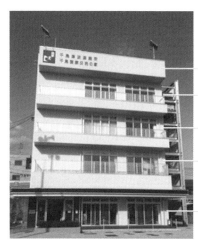

RF　避難スペース

4F　避難スペース

3F　避難スペース

2F　健康増進スペース
（スポーツ活動や趣味活動などを実施）

1F　交流促進スペース
（地域住民が自由にくつろぐことのできる憩いの空間）

写真 5-4　津波避難施設と合築した「健康交流の家」

		健康行動の増進	社会的交流の促進	活動能力の維持・向上	認知症に対する意識の向上	避難所・経路の認知の向上	世代間交流の促進	子育て支援行動の活性化
A 地区　健康交流の家	健康推進課，高齢者支援課と都市整備課などが連携	効果あり	効果あり	効果あり	効果あり	—	—	—
B 地区　健康交流の家 ＋ 自治会集会所	健康推進課，高齢者支援課と都市整備課，市民協働課などが連携	効果あり	効果あり	効果あり	効果あり	—	—	—
C 地区　健康交流の家 ＋ 津波避難施設	健康推進課，高齢者支援課と都市整備課，防災危機管理課などが連携	効果あり	効果あり	効果あり	効果あり	効果あり	—	—
D 地区　健康交流の家 ＋ 児童館 津波避難施設	健康推進課，高齢者支援課と都市整備課，防災危機管理課，女性子ども課などが連携	効果あり	効果あり	効果あり	効果あり	効果あり	効果あり	効果あり

図 5-10　「健康交流の家」の整備における他部署との連携とその効果

　調査の結果，さまざまな介護予防の効果が明らかになっています[31-34]。具体的には，利用群は非利用群に比べ，外出，会話，スポーツや趣味の会への参加の機会などの社会参加が 1.1〜1.2 倍程度，維持・増加し，主観的健康感，活動能力が 1.2〜1.3 倍程度，維持・改善していました。さらに，介護予防効果だけでなく，認知症に対する意識の向上（認知症への理解，共生，受援力），避難所・避難経路の認知の向上，世代間交流の促進，子育て支援行動の活性化（親への手段的サポート，情緒的サポート）などの効果が明らかになっています[34]。健康は，さまざまな生活環境の

影響を複合的に受けており，健康的な地域づくりのためには，健康に関する分野だけでなく，さまざまな部署との横断的な連携が重要です。　　　　　　　〔細川〕

本事例のポイント

　東海市では，老人憩いの家をベースとし，集会所，津波避難施設，児童館などを合築した「健康交流の家」の整備を多部署が連携して進めていました。

　一方，市の職員と研究者とで地域診断ワークショップを実施する中で，健康指標がよい地域のフィールド調査を共同で行うことになりました。その地域にあったのが「健康交流の家」でした。研究者から，「健康交流の家」には健康増進の効果がありそうだから，ぜひ効果評価をすべきだとの意見が出されました。

　効果評価には，開所前に地域高齢者の健康状態を把握しておき，開所後に追跡調査をして，利用群と非利用群を比較することが必要です。このような開所前からの調査は，評価計画なしにはできません。研究者と共同研究をしていたことで，3 か所目の「健康交流の家」開所前に調査が実現し，評価できた結果，効果が確認できた事例です。　　　　　　　　　　　〔近藤（克）〕

(3) モデル事業の評価

●個人レベルと地域レベルの効果評価から見えたこと（兵庫県神戸市）

〔背景〕

　兵庫県神戸市では，2014 年度から介護予防サロン推進事業に取り組んでいます[20]。市と JAGES が共同で実施した「健康とくらしの調査」（以下，JAGES 調査）のデータを用いて地域診断を行い，要介護リスクを抱えた高齢者が多い地域をモデル地区として選定し，重点的に「通いの場」の立ち上げを支援する事業です。

　市内にはおおよそ中学校区に相当する地域包括圏域が78あり，この圏域単位で地域診断の結果を踏まえ，モデル地区の選定を行いました。その結果，2019 年度までに計 16 の圏域が選定されました。

　これらの圏域ではさらに，市，区，地域包括支援センター職員などがミーティングを行い，特に重点的に支援を行うモデル地区（重点支援対象地域）を圏域内から選定しました。その上で，それらの関係者らが連携して住民主体の介護予防サロン（「通いの場」）の立ち上げ支援を行ってきました[20]。

　筆者らはこの事業について，参加者と非参加者を比較する「個人（プログラム）レベルの評価」と，モデル地区と非モデル地区を比較する「地域レベルの評価」に取り組みました。

〔個人（プログラム）レベルの評価〕

　まず，個人（プログラム）レベルの効果評価では，参加者と非参加者における，

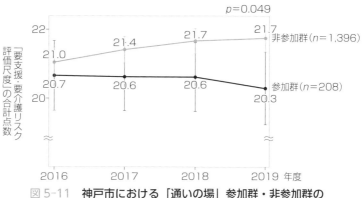

図 5-11　神戸市における「通いの場」参加群・非参加群の
「要支援・要介護リスク評価尺度」[36] 合計点数の推移

要介護リスクの 3 年間の推移を比較しました[35]。

　16 のモデル地区のうち，3 つの圏域内の重点支援対象地域では，支援を開始した年度（2015〜2017 年度）から 2019 年度にかけて毎年，その地区に暮らす 65 歳以上の全高齢者を対象とした郵送調査を行い，「通いの場」への参加状況や要介護リスクに関する質問をしました。その結果，市が立ち上げを支援した「通いの場」にその間に 1 回でも参加した人は 208 人（13.0％），参加しなかった人は 1,396 人（87.0％）でした。

　参加者は非参加者より平均年齢が高く（78.8 歳 vs. 75.4 歳），女性の割合が高い（70.7％ vs. 57.2％）ことが確認されました。要介護リスクの評価には，政令指定都市 K 市の高齢者のデータを分析して開発された「要支援・要介護リスク評価尺度」[36]の合計点数を用いました。これは，他項（(5) の愛知県名古屋市の事例など：p.127）で使用されている全国版の同尺度[3]の前身に当たるもので，10 項目の質問と性，年齢をもとに合計 0〜55 点（点数が高いほど高リスク）で評価する尺度です。

　この合計点数の推移を，参加者と非参加者との間で，性と年齢の条件を統計学的に揃えて比較しました（図 5-11）。その結果，2016 年度はほぼ同水準であり，参加者はその水準を 3 年間にわたり維持していた一方，非参加者は徐々に点数が上昇し，リスクが高まっていました。これには統計的な差も確認され（$p = 0.049$），参加者は非参加者よりも要介護リスクの上昇が抑制されたことを意味します。

〔地域レベルの評価〕

　続いて，地域レベルの効果評価では，「通いの場」の重点的な立ち上げ支援が行われたモデル地区（16 圏域）と，それ以外の非モデル地区（62 圏域）を比較し，そこに暮らす高齢者全体の経年的な社会参加割合や要介護リスクの推移に差があるかを調べました[35]。

　2016 年度と 2019 年度の JAGES 調査のデータをもとに，3 年間の社会参加（ここでは，趣味，スポーツ，ボランティア，学習・教養，経験伝達の 5 種類のグループ

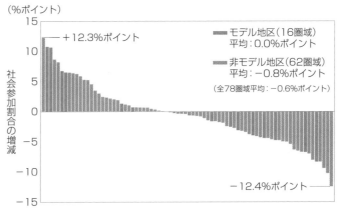

※社会参加：趣味，スポーツ，ボランティア，学習・教養，経験伝達の
　5種類のグループのうち，いずれかに月1回以上参加。

図5-12　神戸市内78圏域ごとの社会参加割合の3年間の増減（2016～2019年度）

のうち，いずれかに月1回以上参加を指す）割合の差分（増減）を78圏域ごとに算出しました（図5-12）。すると，12.3％ポイントも増えた圏域から，逆に12.4％ポイントも減ってしまった圏域まで，大きな差があることが確認されました（全体平均：－0.6％ポイント）。また，モデル地区である圏域に注目しても同様に，顕著な増加が確認された圏域からそうでない圏域まで差があることが見て取れます。すなわち，今後，事業の改善（action）の手立てを考える際には，この図5-12の左の方の圏域から好事例を見つけ出す，あるいは右の方の圏域から課題を見つけ出すことが有効かもしれません。

　もう少し詳しく個別の指標について，より長期にわたる（2011年度から8年間の）推移を，モデル地区と非モデル地区の間で比較しました（図5-13）。その結果，「趣味の会参加割合」「うつ割合」「もの忘れが多い者の割合」「交流する友人がいる者の割合」などの指標において，モデル地区では非モデル地区よりも改善が大きいことが確認されました。

　2011年度の時点ではモデル地区の方が顕著に「趣味の会参加割合」や「交流する友人がいる者の割合」が低く，「うつ割合」や「もの忘れが多い者の割合」が高かった状況が，いずれも徐々にその差を縮め，2019年度には非モデル地区と同水準にまで改善したことが見て取れます。すなわち，8年間かけて地域間の健康格差の一部が是正されたといえます[35]。

〔健康格差是正につながるアプローチ〕

　以上のように，地域診断により課題を抱えた地域を見つけ出し，その地域に対して重点的に「通いの場」づくりの支援を行うことで，それに参加する高齢者個人の要介護リスクの悪化を予防できるだけでなく，その地域に暮らす高齢者全体の健康指標の改善に寄与する可能性が見えてきました。このような一連の取り組みは，地域間の健康格差の是正に向けた効果的なアプローチとなりそうです。　　　　〔辻〕

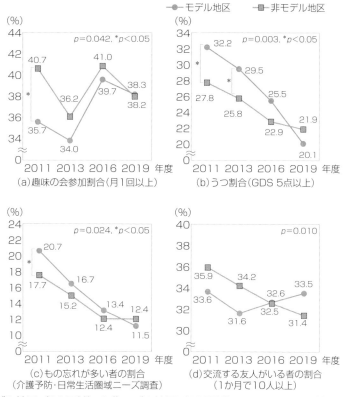

図 5-13　モデル地区（16 圏域）と非モデル地区（62 圏域）における 4 つの地域診断指標の推移

本事例のポイント

　JAGES 2011 年度調査データを用いた地域診断ワークショップを実施し，2013 年度調査で健康指標が思わしくない「重点支援対象地域」を選定して，「通いの場」立ち上げ支援を始めました。もともと困難を抱える地域ですので，社会資源にも制約があり，簡単には変えられません。実際に，途中で頓挫した拠点もありました。それでも粘り強く働き掛けていると，少しずつ変化が生まれ，定着し，直接働き掛けた拠点のまわりへの波及効果を示すエピソードも見られるようになりました。

　数年ごとに市の担当職員も入れ替わりましたが，一貫して「地域づくりによる介護予防」とその評価ができたのは幸運でした。困難な地域を見出し，重点的に支援することで，社会参加が増え，健康指標も改善し，健康格差を縮小したことを示唆する，統計学的にも有意な結果が得られました。地域診断から，担当部署や住民との合意形成や効果評価のための分析期間も含めると，10 年がかりの取り組みでした。このように，地域を変え，健康格差縮小の効果を検証するには，長期間にわたる取り組みを要します。

〔近藤（克）〕

(4) 都市型介護予防モデル

●都市部でも高齢者の社会参加を促すまちづくりと介護予防は可能か

―「松戸プロジェクト」を例に―（千葉県松戸市）

　日本では，住民主体で運営される「通いの場」を増やすなど，まちづくりにより高齢者の社会参加を促す介護予防施策（一次予防）を推進しています[37,38]。しかし，今後高齢者が急増する都市部においても「通いの場」を介した一次予防が可能なのかはまだ明らかでありません。

　千葉県松戸市では，2016 年度から都市部での社会参加を促すまちづくりとその介護予防の学術的評価を行ってきました。ここでは，この都市型介護予防モデル「松戸プロジェクト」の評価事例を紹介します。

〔都市型介護予防モデル「松戸プロジェクト」とは〕

　「松戸プロジェクト」は，千葉大学と松戸市の間で締結された共同研究協定のもと，2016 年 11 月に始まりました。本プロジェクトは，都市部での高齢者の社会参加を促すまちづくりとその介護予防の学術的評価を両輪としています。

　人口の多い都市部では，必要となる「通いの場」の数も増え，自治体と住民ボランティアだけでは十分な運営ができないおそれがあります。そこで，本プロジェクトは，多様な主体——大学，自治体，住民ボランティア，プロボノ（専門スキルを活かしたボランティア），NPO，企業など——が共通ゴールを掲げてコンソーシアム（共同事業体）を形成し，都市部の豊富な資源を活用して，住民主体の社会参加を促す多面的な取り組みを間接的に支援しました。その活動時期により，2020 年 3 月までの第 1 期と 2020 年 4 月以降の第 2 期に分かれます。第 1 期の活動内容の詳細については，長嶺ら[39]および櫻庭ら[40]らの報告を参照してください。

〔第 1 期の学術的評価と成果〕

　本プロジェクトでは，ロジックモデルを作成して，これに沿ったプログラム評価を行いました（図 5-14）。また，介護予防効果を評価するため，市内に住む要介護認定を受けていない高齢者を対象として，2016 年 11 月の事前調査後も追跡調査を継続しています。

　第 1 期では，松戸市の「通いの場」である「元気応援くらぶ」は，2016 年度（22 か所）から 2019 年度（67 か所）にかけて約 3 倍に増えました[41]。社会参加（ボランティア，スポーツの会，趣味の会，学習・教養，経験伝達のいずれかに月 1 回以上参加）をする高齢者は，最初の 2 年間で 5.3％ポイント（約 1 万人弱）増え，「元気応援くらぶ」が増えた地域ほど，社会参加する高齢者割合も上昇しました[41]。

　JAGES が実施した 2016 年度および 2019 年度の調査に両時点で参加した 18 市町村を比べると，松戸市で社会参加する高齢者割合が最も上昇していました[41]（図 5-15）。また，「元気応援くらぶ」参加者は，社会参加していない人と比べ，1 年後の

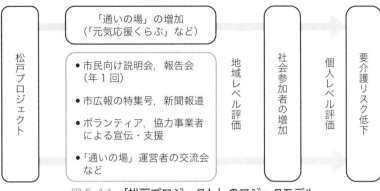

図 5-14 「松戸プロジェクト」のロジックモデル

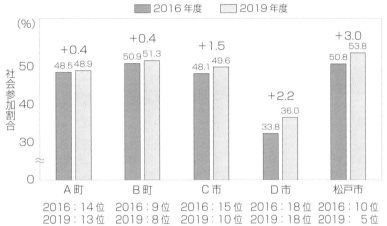

※社会参加：ボランティア，スポーツの会，趣味の会，学習・教養，経験伝達の
いずれかに月 1 回以上参加。

図 5-15 JAGES 2016・2019 年度調査に参加した 18 市町における社会参加割合の比較

要介護リスク（要介護リスク得点，IADL）悪化が抑制されていました[39-41]（図 5-16，5-17）。

〔第 2 期に向けて〕

　第 1 期の取り組みで一定の成果を得たことから，「松戸プロジェクト」の継続が決まりました。第 2 期の始動に向けて，住民を対象にウェブ開催したワークショップ（2020 年 8 月 8 日，25 日，9 月 12 日の計 3 回開催）とキックオフミーティング（2020 年 10 月 17 日開催）では，第 1 期の成果を踏まえて，第 2 期で行うべき活動を議論しました。

　その結果，新体制下で住民ボランティアは機能の異なる 4 つのチーム（① 事業者・専門団体の連携支援チーム，② 団体運営支援チーム，③ 広報・情報発信チーム，④ オンライン推進チーム）に所属し，互いの強みを活かした活動と連携を自主

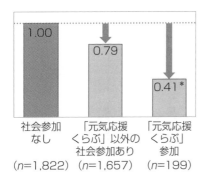

*：$p<0.05$
※分析対象：$N=3,678$（男性 1,644 人，女性 2,034 人），
　1 年追跡。
※分析方法：ロジスティック回帰分析，要介護リスクは
　要介護リスク得点 5 点以上悪化で評価。
※社会参加：図 5-15 を参照。

図 5-16　社会参加および「元気応援くらぶ」参加と
　　　　　要介護リスク得点の変化

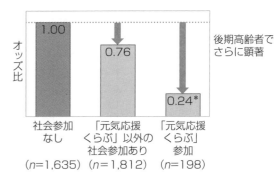

*：$p<0.05$
※分析対象：$N=3,645$ 人（男性 1,632 人，女性 2,013 人），
　1 年追跡。
※分析方法：ロジスティック回帰分析，目的変数：2018 年
　時点の IADL の低下（老健式活動能力指標の手段的自立 4 点以下）。
※社会参加：図 5-15 を参照。

図 5-17　社会参加および「元気応援くらぶ」参加と
　　　　　IADL の変化

的に行いながら，住民主体の地域活動を支援することになりました。

　また，第 2 期が始まるや，COVID-19 の流行に見舞われました。それに伴う「通いの場」活動自粛への打開策として，第 2 期ではオンライン「通いの場」モデル事業の導入と効果検証に取り組んでいます。その概要については，第 2 章 4）の（2）を参照してください（p. 61）。

　以上，都市型介護予防モデル「松戸プロジェクト」の評価事例[44]を紹介しました。なお，本評価事例は，表 5-1（p. 95）に示した参加者把握方法 A ならびに B に該当します。

　評価によって，都市部でも高齢者の社会参加を促すまちづくりは可能であることが確認できました。また，第 1 期の 3 年間で「通いの場」の数の増加，社会参加する高齢者割合の上昇，社会参加する高齢者で要介護リスクの低下を認めました。評価結果は第 2 期で行うべき活動を議論する際の材料となり，PDCA サイクルに沿った新たな活動につながっています。　　　　　　　　　　　　〔塩谷・阿部・井手〕

本事例のポイント

　松戸市の人口は50万人弱，高齢者人口は13万人弱で，江戸川を越えると東京都です。都市部のこれほど多くの高齢者を対象に，意図的に働き掛けて，はたして社会参加を増やせるのか。「松戸プロジェクト」では，行政による「通いの場」運営ボランティアへの直接支援だけでなく，「都市部ならではの資源」による間接支援を重視しました。

　たとえば，元気な定年退職者や，現役世代の専門スキルを活かしたボランティア（プロボノ），NPO，事業者なども巻き込みました。地域診断で閉じこもりが多い地域に大学院生がフィールド調査に入り，坂が多くて免許返納すると外出がおっくうになるような地域を見つけ，電動カートによる移動支援の実証実験を持ち込みました。

　介入から3年後の2019年度に追跡調査してみると，社会参加者割合の増加が18市町の中で最も多く，社会参加者で健康が保たれていることを確認できました。それらのことを「広報まつど」の2回の特集号で市民に知らせ，第2期継続の予算が認められました。

　COVID-19が流行すると，第1期に築いたネットワークを活かしてオンライン「通いの場」導入支援（モデル事業）をして，メディアや『厚生労働白書』で紹介され，日本国際交流センター（JCIE）および東アジア・アセアン経済研究センター（ERIA）の「アジア健康長寿イノベーション賞」受賞につながりました。横浜市 (p. 28) においても「通いの場」参加者が増えていたことから，都市部でも，工夫しだいで地域づくりはできそうです。

〔近藤（克）〕

(5)「通いの場」の効果評価

❶「通いの場」プログラム効果評価で補助制度が継続（宮城県岩沼市）

〔背景〕

　宮城県岩沼市は，県南部にある人口4.4万ほどの都市です。2011年3月発生の東日本大震災では，約48％ものエリアが被災し，大きな被害を受けました。

　そんな同市における「通いの場」の導入は，2008年3月13日に告示された岩沼市地域介護予防事業助成金交付要綱が始まりです[45]。これによって，地域で自主的に介護予防を展開する団体の活動助成が実施され，10人以上の地域在住高齢者グループの体操や運動教室などの介護予防活動の講師謝礼・会場使用料の一部が助成されることとなりました。

　同市では，「通いの場」は一般介護予防事業の一環として位置づけられています。活動内容としては，軽い運動を含んだプログラムを提供しているものが大半です。これは，地域在住高齢者に対する認知症予防効果を期待しているためで[46]，「通いの場」のほかにも，市内4か所で軽運動の教室「健幸いきいき広場」，地域包括支援センターの各種介護予防講座なども展開されています。

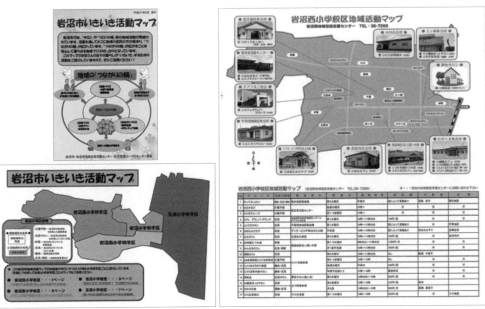

写真 5-5　「岩沼市いきいき活動マップ」（抜粋）[47]

　「通いの場」の展開・普及に重要な点の一つに，「適切な情報を市民に提供すること」があげられます。同市は，第 7 期岩沼市高齢者福祉計画・介護保険事業計画（2018〜2020 年度）[46] の中で，地域在住高齢者の生きがいづくりや閉じこもり予防になる地域のつどいの場の情報を集約した「岩沼市いきいき活動マップ」を作成，発行しています（写真 5-5）[47]。小学校区（岩沼西，岩沼，岩沼南，玉浦）ごとに「通いの場」の開催場所，日時，料金などが一覧として示されているため，自分の住んでいる地域のどこでどのようなプログラムが開催されているのかが一目でわかります。
　「通いの場」への支援が始まった 2008 年度は，支援を受けた 23 団体が「通いの場」プログラムを提供しました。その後，東日本大震災の被災などもあったものの，同市の継続的な支援が続けられ，2020 年現在，計 81 団体が「通いの場」を提供しています。

〔岩沼市における「通いの場」の効果評価〕
　筆者らは，同市における「通いの場」プログラムの効果評価を，
　①「通いの場」参加者で，要介護認定率は非参加者よりも低いか。
　②「通いの場」参加者で，要介護認定発生までの期間は非参加者よりどの程度長いか。
の，2 つの観点から検討しました。その結果は，下記のとおりです。

①「通いの場」参加者で，要介護認定率は非参加者よりも低いか
　2010 年に「通いの場」に参加していた地域在住高齢者を対象に，3.2 年間（2013 年まで）の追跡時間中に生じた要介護 2 以上の発生率を調べました。その結果，分

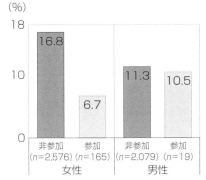
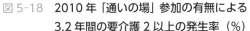

図 5-18 2010年「通いの場」参加の有無による
3.2年間の要介護2以上の発生率（%）

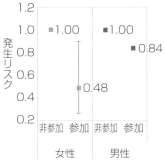

図 5-19 Cox回帰分析による「通いの場」への参加
と要介護認定（2以上）の発生の関係

析対象者として4,839人（女性：2,741人＝56.6%，男性：2,098人＝43.4%）が選択
されました。このうち，「通いの場」に参加した人は184人（女性：165人，男性：
19人）でした。

　対象者全体のうち，要介護2以上になった人は681人（14.1%）で，男女別では，
女性：444人（16.2%），男性：237人（11.3%）でした。「通いの場」に参加した人で
要介護2以上になった人は女性：11人（6.7%），男性：2人（10.5%），一方，「通い
の場」に参加しなかった人では女性：433人（16.8%），男性：235人（11.3%）と，
発生率は参加者で低いことがわかりました（図5-18）。

　また，参加者・不参加者の年齢の違いなど，要介護状態の発生リスクになりうる
要因の影響を統計学的に除外し，「通いの場」参加が要介護認定の発生リスクにどれ
くらい影響するかを推定しました。その結果，女性参加者において「通いの場」参
加は要介護状態の発生リスクを0.48倍，抑制することがわかりました（図5-19）。
男性では，統計学的に有意な関連は認めませんでしたが，これは，男性の「通いの
場」参加者が19人と少ないために，推定される区間の幅が広くなったことが原因と
考えられます。

　なお，この結果から経済的な側面を市全体で推計を行うと，地域介護予防事業の
助成金額（年間約500万円）と介護給付費を差し引いた年間約430万～886万円の
支出抑制効果があると推定されています。これによって，補助は，現在も継続され
ています。

②「通いの場」参加者で，要介護認定発生までの期間は非参加者よりどの程度長いか

　この分析では，2010年度および2011年度に1回でも同市の「通いの場」に参加
した人を「参加あり」とし，JAGES 2010年度調査データをベースラインデータと
しました。また，アウトカムを，要介護認定2以上の発生をイベント発生とし，イ
ベント発生期間を2012年4月1日～2016年12月14日としました。

　その後，要介護状態の発生リスクになりうる要因（年齢，教育歴，所得，独居，
IADL，老年期うつ病評価尺度（GDS），既往歴，居住小学校区，喫煙，飲酒，BMI，

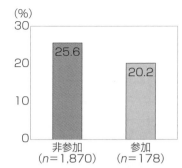

図 5-20　2010 年度「通いの場」参加の
有無による女性における 6 年間
の要介護 2 以上の発生率（%）

運動（歩行時間））の影響を除外し，「通いの場」参加が要介護認定の発生時間をどの程度変化させていたかを明らかにするために，平均治療効果（ATE）と呼ばれる分析を行いました。

　データの偏りを可能な限り除くために，傾向スコアを利用した重みづけ値を用いた推計（IPW 法）を行いました。また，男性の「通いの場」参加者が，前述の分析同様，非常に少なかったため（$n = 18$），今回の分析は，女性のみを対象とした結果，2,048 人の女性が分析対象者となりました。このうち，「通いの場」への参加者は 178 人，非参加者は 1,870 人でした。また，追跡期間中の要介護 2 以上の発生率は，「通いの場」参加者で 20.2%，非参加者で 25.6% でした（図 5-20）。

　「通いの場」への参加で要介護 2 以上の発生までの期間がどの程度遅いかを推定した結果，分析対象者全員が「通いの場」に参加しなかった場合の要介護認定発生までの時間が約 3.6 年であったのに対し，分析対象者全員が「通いの場」に参加した場合の時間は約 4.2 年と，約 0.6 年分，要介護認定までの期間を遅くする効果があると推定されました。したがって，「通いの場」への参加は，参加者の健康寿命を延伸する可能性が示唆されました。

〔住民が参加しやすくなる工夫〕

　同市は，被災前から継続して「通いの場」への取り組みを支援してきた歴史があり，このことが，身体活動量の増加だけでなく，参加者間の社会的な交流の増加やソーシャル・キャピタルの醸成につながり，地域住民の健康によい影響を与えていた可能性があります。「いきいき活動マップ」のような，地域住民にとって参加しやすい情報提供を行うこと，地域包括支援センターなど，関連部署と協働して活動を展開することが，住民の「通いの場」活用のきっかけになっているものと思われます。

　また，このプログラム以外にも，同市には社会参加の場（広義の「通いの場」）が多く存在します。今後はこうした取り組みも評価していくことで，より介護予防の評価が正確に行えると期待できます。　　　　　　　　　　　　　　　〔山本・相田〕

本事例のポイント

　地域づくりによる効果は，見えにくいからこそ，評価が重要です。評価には，介入前の健康状態の違いを考慮した非参加群と参加群の2群間の比較評価デザインと分析ができる研究者の関与が不可欠です。岩沼市では，JAGES調査への参加によって，これらの条件が揃ったので，介護予防効果も財政支出抑制効果も確認できました。この評価結果が，「通いの場」に対する補助制度の存続に役立ったそうです。

　3年に一度の全高齢者調査で，東日本大震災前後のデータ収集もできたので，アメリカの国立衛生研究所の研究助成も受けて「岩沼プロジェクト」にも取り組んでいます。同プロジェクトでは，震災前の社会参加などソーシャル・キャピタルが豊かだった地域の住民では，被災後のうつや認知機能低下が抑制されているという知見が得られ，アメリカのハリケーン被害対策にも活かされたそうです*。

〔近藤（克）〕

文献（［　］は閲覧日）
*岩沼プロジェクト編（2021）：研究成果報告書「東日本大震災前後の高齢者の機能低下・回復とソーシャル・キャピタル」，千葉大学予防医学センター社会予防医学研究部.
〈https://www.jages.net/project/municipalities/iwanuma/？action＝common_download_main＆upload_id＝12315〉
［2021.11.1］

❷「サロンでの麻雀は意義がある?!」─現場の疑問を検証した事例─
　　（愛知県名古屋市）

〔担当保健師の疑問〕

　愛知県名古屋市内には，地域住民が身近な場所に集まり，ふれあいや交流を通して生きがいづくりや仲間づくりを行う場としてつながりや交流を目的とした「ふれあい・いきいきサロン」があります。茶話会や健康体操，趣味活動，食事会，各種講座など，さまざまなプログラムが実施されている中で，つながりや交流を目的とした手段の一つとして，麻雀を行うサロン註も増えています。

　ある日，名古屋市の担当保健師さんから問い合わせがありました。「名東区は最近，麻雀をしているサロンが増えているんですよ。麻雀，すごく人気なんです。でも，麻雀が健康づくりに役立つのか気になっていて……。サロン参加者のデータを分析してもらえませんか」。

　そこで，現場からあがってきた興味深い疑問に答えるべく，麻雀を切り口にした評価をすることにしました。分析をしたのは次の3点です。

　　・麻雀を取り入れているサロン（以下，麻雀系サロン）に参加している人にはどのような特徴があるのか。

　　・麻雀系サロンは，参加者にとってどのような場所と認識されているのか。

　　・麻雀系サロンの参加者は，時間とともに健康状態が改善しているのか。

註：近年，麻雀は，3ない（賭けない・飲まない・吸わない）を条件にした「健康麻雀」として親しまれています。「通いの場」での麻雀は，この健康麻雀を指すとします。

〔調査の概要と対象者〕

名古屋市では，2017 年度から毎年，65 歳以上のサロン参加者を対象に健康状態や社会参加に関する追跡調査を実施しています（表 5-1 の方法 B：p. 95）。名古屋市全 16 区のうち 5 区が参加していますが，今回の分析については，依頼のあった名東区のみを対象としました。

同区からは，麻雀系サロン参加者の名簿を提供していただきました。同区で初回調査（2017 年 7〜11 月）に同意し，調査票を提出してくださった 435 人のうち，約 3 年後の追跡調査（2020 年 9 月）にも回答されたのは 433 人でした。また，麻雀系サロンに参加している人は，83 人でした。

〔調査結果〕

2017 年度から行われている量的調査の結果と，サロン参加者の様子をもとに，結果を紹介します。

① 麻雀系サロンに参加している人の特徴は？

麻雀系サロンの男性割合は 55.4％で平均年齢が 75.1 歳であるのに対し，非麻雀系サロンは男性が 13.8％で平均年齢は 77.3 歳であり，麻雀系サロンへの参加者には，男性や，比較的若い高齢者が多いことがわかりました。

さらに，「麻雀系サロンは，健康意識が低いといわれている低所得や低学歴の人も参加しやすいのではないか」との仮説から，所得や教育年数との関連を調べましたが，仮説に反して，参加者の所得は同水準で，麻雀系サロン参加者の方が高学歴であることがわかりました。

名古屋市社会福祉協議会によれば，参加者からは次のような反応があるようです。

【男性の参加者から】
・昔は賭けごとのイメージが強かったが，この世代の人は男性も女性も，家族や友人，会社の同僚と気軽にゲーム感覚で麻雀をしているようだ。
・サロンではお金もかからず，話下手の人も麻雀を通して共有の時間を楽しめる。

【女性の参加者から】
・「健康麻雀」と称されていたりと，麻雀を「脳トレ」としてとらえている人も多い。
・スクールではないので，気軽に参加できるし，男性の上手な人に指導もしてもらえる。普段あまり関わらない異性との交流で，服装や身なりに気を配るようになっている。

定量的な分析と，参加者の声から，麻雀系サロンは以下のような特徴をもっていることが確認できました。

・男性も参加しやすい。
・比較的若い人が参加している。
・交流の機会にもなり，男女とも楽しんで参加している。
・「脳トレ」として関心を寄せている人が多く，高学歴の参加者も多い。

などです。

② 麻雀系サロンは参加者にとってどのような場所だと認識されているか？

　サロンについて，図5-21に示す4つの質問をしました。

　麻雀系と非麻雀系，どちらの参加者にとっても，サロンが楽しみの場になっていることが確認できました。他方で，麻雀系サロンは非麻雀系サロンよりも，笑う機会や健康情報の獲得といった点で恩恵が少ない可能性がうかがわれました。

　こうした参加者の特徴も踏まえながら，健康づくりを展開していくことが求められます。名東区の一部のサロンでは，なごや介護予防・認知症予防プログラムの「ホームエクササイズ」のポスターを参加者に配布し，それをもとにサロンの開催時間内の10～15分程度，運動機能アップ体操や口腔体操など継続的に活用しているとのことでした。

　麻雀のみならず，趣味を楽しむプログラムを実施するサロンについては，前後に参加者同士での交流や，健康体操，脳トレなど介護予防に関するプログラムを取り入れるといった工夫も重要であると考えられます。

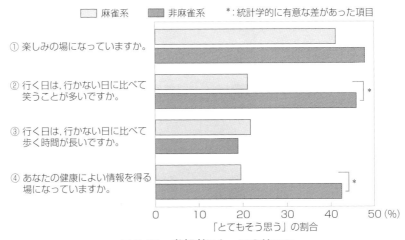

図5-21　参加者にとってのサロン

③ 麻雀系サロンへの参加は，健康づくりに有効か？

Tsuji ら[3]が開発した全国版「要支援・要介護リスク評価尺度」（表 5-3 参照：p. 97）を用いて参加者のリスクを評価しました。この尺度は，厚生労働省の「介護予防・日常生活圏域ニーズ調査」の中の 10 項目と性，年齢からなり，点数が高いほど高リスクであることを示します（得点の範囲：0〜48 点。以下，要介護リスク）。

もともと，麻雀系サロンには，非麻雀系サロンよりも要介護リスクの低い人たちが参加していました。要介護リスク得点の 3 年間の推移を見てみると，2017 年度に 14.0 点（標準偏差 7.8）であったものが，2020 年度に 13.9 点（標準偏差 7.9）になり，統計学的にも有意にリスクが下がっていることが認められました。非麻雀系サロン参加者でも同様に，平均（標準偏差）16.7（8.3）→ 16.5（8.0）点と，有意にリスクが下がっており，麻雀系と非麻雀系サロン，どちらに参加していても，要介護リスクが下がる可能性があることが確認できました。

〔評価を運営・プログラムに活かす〕

この評価は，保健師さんが地域で感じた疑問がきっかけで始まりました。麻雀系サロンが人気を博する中で，「こうした展開を奨励すべきなのか否か」を判断するために評価が行われました。評価には麻雀系サロンの参加者名簿が不可欠でした。その結果，麻雀系サロンは，参加者が少ないといわれている男性を取り込めていることや，要介護リスクが経年的に下がっていることなどがわかりました。

名古屋市の評価事例は，麻雀系サロンの特徴を把握しながら工夫を重ねている好事例だといえます。こうした評価を重ね，地域や社会状況に合ったサロン運営やプログラムづくりをしていくことが期待されます。　　　　　　　　　　〔横山（由）〕

本事例のポイント

「麻雀系サロンへの参加は，健康づくりに有効か？」という現場の疑問に答える分析は，簡単にはできません。麻雀系サロン参加者だけでなく，それ以外のサロン参加者との比較が必要で，加えて，参加初期と，数年後の健康状態がわかるデータが必要だからです。本事例も，JAGES 2017 年度調査にご協力いただき，追跡調査に同意してくださった方を 2 年後に追跡調査し，2 年間の変化を分析できるデータがあったからこそ可能になりました。

そんな調査データがどうしてあったのか。名古屋市では，市役所や区，地域包括支援センター職員を対象とする地域診断研修やワークショップに，JAGES とともに取り組んできました。その過程で，研究者が提案したサロンの効果評価の必要性を認め，本人同意などの手間のかかるサロン参加者調査にも協力してくれていたからでした。　　　　　　　　　〔近藤（克）〕

❸ ハイリスクの人ほど「通いの場」参加による介護予防効果が高いことを実証した事例（神奈川県横浜市）

〔背景〕

　「通いの場」への参加が介護予防につながるか，効果を評価するためには，取り組みの前後や非参加者との比較，長期間の追跡データ（コホート研究）による検証が求められます。しかし，評価に必要なデータが揃っていない自治体や，データが十分に蓄積されていない自治体が多い状況です。

　神奈川県横浜市は，2016年度から高齢者の特性や健康状態とともに，「通いの場」の一つ，「元気づくりステーション」の参加状況について調査を実施し，要支援・要介護認定情報を追跡するなど，効果評価を行ってきました。

　ここでは，横浜市「元気づくりステーション事業」において，データを活用し，評価をすることで，明らかになったことを紹介します。

〔「元気づくりステーション」とは〕

　横浜市では，2012年度から介護予防の取り組みの一つとして「元気づくりステーション事業」を展開しています。「元気づくりステーション」は，住民が歩いて行ける身近な場所で，仲間と一緒に介護予防・健康づくりに取り組むグループ活動で，狭義の「通いの場」に当たります。最大の特徴は，住民が仲間と力を合わせて主体的に運営を行うことで，継続的な介護予防活動を促すことです。実際に参加者からも，「仲間がいるから続けられる」「ボランティアとしてやりがいがある」などの声があがっています。

　2021年現在，市内では約300グループ以上が健康体操，ウォーキング，コグニサイズ（国立長寿医療研究センターが開発した，認知症予防運動プログラム），趣味活動（手芸，調理など）といった，さまざまな活動を通じて，健康づくりと参加者の交流を行っています。

〔調査と効果評価の方法〕

　先述のとおり，2016年度に横浜市は，高齢者の特性や健康状態に関するJAGESの「健康とくらしの調査」に介護予防活動の詳細を調べる独自項目を追加し，「元気づくりステーション」の参加状況についても調査を行いました。2016年度調査では20,700人に調査票を配布し，15,036人から回答を得ました（回収率72.6%）。回答者15,036人を対象として2016年11月〜2018年10月の約2年間の追跡を行い，追跡期間中における要支援・要介護認定の発生状況を把握しました。

　効果評価は，2016年度調査で「元気づくりステーション」の参加状況について回答した高齢者10,730人を分析対象としました。参加状況により参加群383人と非参加群10,347人に分類しました。

　参加群と非参加群には，年齢，性，健康状態などの違いがあり，効果評価の際に

131

はその背景要因の差が影響を及ぼす可能性が考えられます。この影響を除くため，2016 年度調査データを用いて参加群と年齢や性別，健康状態が同じ条件の人を非参加群から選び，両群の背景要因を揃えた上（傾向スコアマッチング法）で，約 2 年間の追跡期間中における要支援・要介護認定率を比較しました。

〔効果評価から見えてきたこと〕

　約 2 年間の追跡期間中の要支援・要介護認定率は，非参加群は 6.9％，参加群は 5.0％と，統計学的には有意な差ではありませんでした。そのうち要介護 1 以上の認定率は，非参加群は 3.8％に対して参加群は 0.8％と 8 割少なく，両群間には統計学的にも有意な差があることがわかりました（図 5-22）。

　さらに，ハイリスクである後期高齢者（75 歳以上）と要支援・要介護リスク得点 17 点以上の「元気づくりステーション」参加群は，非参加群に比べて，要介護 1 以上の認定率が統計学的に有意に低いことがわかりました（図 5-23）。

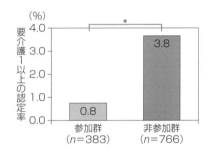

* ：*p*＜0.05
※傾向スコアマッチング法により参加群と非参加群の背景要因（2016 年時点の年齢，性別，要支援・要介護リスク得点）を揃えた上で比較。
※要支援・要介護リスク得点：「要支援・要介護リスク評価尺度」により算出（0〜48 点満点）。17 点以上は 3 年以内にに新たに認定を受けるか受けないかを判別するしきい値[3]。

図 5-22　「元気づくりステーション」の参加と要介護 1 以上の認定率

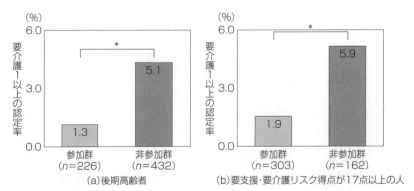

（a）後期高齢者　　　（b）要支援・要介護リスク得点が 17 点以上の人

* ：*p*＜0.05
※註は図 5-22 を参照。

図 5-23　「元気づくりステーション」の参加と要介護 1 以上の認定率（年齢・リスク得点層別）

前期高齢者（65〜74歳）とリスク得点17点未満の人とでは，参加群と非参加群で有意な差が見られなかったことから，要支援・要介護リスクが高い人たちほど，「元気づくりステーション」参加による予防効果が大きいことが示されました。

　以上，横浜市が展開している「元気づくりステーション」の介護予防効果について紹介しました。「元気づくりステーション」への参加は，要介護1以上の認定を予防する効果があり，後期高齢者や要支援・要介護リスクが高い人たちで，より大きな介護予防効果があることがわかりました。

　JAGES調査データにおける調査参加者の特性や健康状態，「通いの場」の参加状況と約2年間の追跡における要支援・要介護認定データといった効果評価に必要なデータを活用することで，背景要因を調整し，「通いの場」への参加は介護予防につながるという因果関係を明らかにすることができました。今後，「通いの場」の効果評価を行う上で，こうしたデータを活用した評価が期待されます。　　　　　〔方〕

本事例のポイント

　1人で「通いの場」まで来られる元気な人ほど参加している場合に，単純に比較すると，参加群の方が非参加群よりも要介護認定を受ける割合が低くなります。逆に，参加群の方に後期高齢者が多い場合，要介護認定を受ける確率が後期高齢者で高いために，参加群で要介護認定率が高くなります。つまり，もとの健康状態や年齢などの要因によって，効果の評価を誤る可能性があります。

　横浜市でも，単純に比較すると，統計学的には参加群と非参加群に有意な差は得られませんでした。そこで，前期・後期高齢者に分けたり，要介護リスクの高い群と低い群に分けたり，参加群・非参加群の背景要因を，傾向スコアマッチング法を用いて揃えたりして比較してみました。すると，後期高齢者や要介護リスクが高い人たちで，参加群は非参加群より要介護認定を受けにくいという，統計学的にも有意な差が見られました。　　　　　〔近藤（克）〕

3）評価を実施する上での追跡期間・データ数の目安

　第1章の2）やcolumn 1（p.2，40）で紹介したように，「通いの場」参加による介護予防効果の検証は，95.9%の市町村が「通いの場」を設置している現状に鑑みると，今後，より多くの市町村でも求められてくると思われます。他方で，「どのように検証すればよいのか」という疑問も出てきます。

　そこで，ここでは「通いの場」参加による介護予防効果を評価する上での対象者数や追跡期間などの目安を示すことをねらいとし，これまでに報告された研究について紹介します。

〔関連論文の検証〕

　医学論文データベースの「医中誌 Web」を使い，「通いの場」「ふれあいサロン」「いきいきサロン」「高齢者」「サロン」「介護予防教室」「介護予防」をキーワードとし，論文を検索しました。さらに，ハンドサーチをして「通いの場」参加による介護予防効果の評価をしている 6 件と，PubMed で "community intervention" "Japan" で検索して出てきた 14 件を加えました。その結果，計 876 件が抽出されました（図5-24）。

　そこから，重複した論文（179 件），総説／解説論文（99 件），対象が高齢者・介護予防・「通いの場」以外の研究論文（330 件），学会発表（212 件）を除外しました。その結果，論文 56 件が残りました。

　56 論文を見ると，大きく 2 つに分類されました。

　第一は，市町村や社会福祉協議会などが開催している「通いの場」参加者を対象とした研究です（31 論文）。

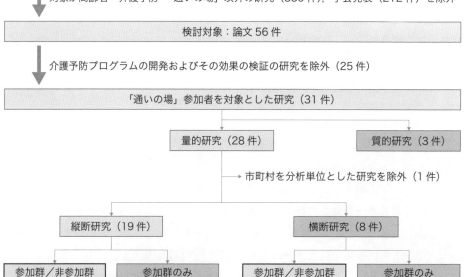

図 5-24　**対象論文の絞り込み**

もう一つは、「通いの場」に、研究者などが一定期間（数か月程度）介入し、独自の「介護予防プログラム」を開発・提供するなどして、その効果を検証した研究です（25論文）。

ここでは、全国の市町村で通年開催されている「通いの場」参加による介護予防効果を評価する際に有用な条件について探索するため、上記「通いの場」参加者を対象とした31論文（リストを後掲：p. 137〜139, (1)〜(31)）を検討し、「通いの場」参加による介護予防効果を評価する上での目安を整理しました。

なお、今回は論文のみを対象としましたが、JAGESでは神奈川県横浜市（第1章6）の(2)：p. 28, 第4章1）の(5)：p. 84, 第5章2）の(5)：p. 131）、兵庫県神戸市（第5章2）の(3)：p. 116）、宮城県岩沼市（第5章2）の(5)：p. 123）などにおいて、「通いの場」参加による介護予防効果の検証を行っています。

❶ サンプルサイズ（対象者数）はどれくらい確保すれば効果検証ができる？

今回検証した31論文から質的研究（3論文）を除いた28論文を見てみると、19論文が100人以上のサンプルサイズ（対象者数）を確保していました。そのほかに、市町村を分析単位としたものが1論文あり、そこでは44市町村を対象としていました。

この19論文の多くが、参加者を一定期間追跡調査し、身体機能などの変化を検証した研究です。「通いの場」参加前後の変化にとどまらず効果を検証するには、参加群と非参加群を比較する必要があります。これは9論文あり、それらの参加群は16〜472人（平均227人、中央値158人）、非参加群は56〜3,048人でした（平均1,388人、中央値1,194人）。

分析に必要なサンプルサイズは、何を検証したいのか、追跡期間はどれくらいなのか、どのような分析モデルを用いるのかなどによって異なってくるため、上記に示した数値は参考値にとどまります。実際に効果検証を行う際には、研究者に相談の上、行った方がよいと思われます（column 2を参照：p. 139）。

❷ 観察期間はどれくらい？

「通いの場」参加群と非参加群の身体機能などの変化を一定期間追跡し、比較分析した9論文を見ると、観察期間は最短8か月[7]、最長7年間[17]（平均2.6年間、中央値2年間）でした（表5-8）。

❸ 活動内容の種類によって効果が違う？

参加群と非参加群を比較分析した9論文のうち、活動内容が記載されている8論文では、介護予防や自立支援に関する教室、介護支援専門員（ケアマネジャー）などの専門職による相談への参加群でK6[注]が改善[10]、転倒予防、認知症予防への参加群で医療費・介護費が減少・増加抑制[2]、体操、レクリエーション、手芸などへの参加群で医療費が抑制[20]、体操、ゲーム、園児との交流などへの参加群で認知症の

表 5-8　検証論文のうち介護予防効果を厳密に検証するための指標と観察期間の条件を満たしていたもの

文献*	対象者数（人）	観察期間	プログラムの内容	主なアウトカム指標	主要な結果
(2) 吉田，他 (2007)	992（参加群：146，非参加群：846）	3 年間	転倒予防，認知症予防	医療費，介護費	参加群：月 1 人あたり平均医療費が減少，月 1 人あたり介護費は微増。非参加群：医療費と介護費ともに増加。
(7) Ichida, et al. (2013)	1,549（参加群：158，非参加群：1,391）	8 か月	歌，楽器演奏，俳句など	主観的健康感	参加群：非参加群よりも主観的健康感がよい人が 2.52 倍多い。
(9) Hikichi, et al. (2015)	2,421（参加群：246，非参加群：2,175）	5 年間	体操，おしゃべり，ゲーム，園児との交流	要介護認定	参加群：要介護認定を受けるリスク低下（参加群：7.7%，非参加群：14.0%）。
(10) 今堀，他 (2016)	409（参加群：157，非参加群：252）	1 年間	介護予防や自立支援に関する教室，ケアマネジャーや保健師・歯科衛生士などの専門職による相談	主観的健康感，老研式活動能力指標，K6，通院の有無	参加群：K6 が改善。
(17) Hikichi, et al. (2017)	ベースライン 2007 年：2,593（参加群：99，非参加群：2494） **2010 年**：1,769（参加群：162，非参加群：1,607） **2013 年**：1,352（参加群：158，非参加群：1,194）	7 年間	体操，おしゃべり，ゲーム，園児との交流	認知症の発症（認知症自立度I）	年 4 回以上のサロン参加により，認知症の発症リスクを 0.7 倍にまで低下。
(20) Otsuki (2018)	1,845（参加群：721，非参加群：1,124）	2 年間	体操，レクリエーション，手芸，音楽，伝統伝承関連活動，子どもとの交流など	医療費	参加群：非参加群よりも 1 人あたり年間医療費が 8.2 万〜11.1 万円少ない。
(26) Hosokawa, et al. (2019)	72（参加群：16，非参加群：56）	1 年間	スポーツ活動，趣味活動，茶話会	活動能力（IADLと知的能動性）	参加群：非参加群よりも活動能力（IADL）が 1.2 倍，活動能力（知的能動性）が 1.3 倍，維持・改善。
(30) 田近，他 (2021)	3,520（参加群：472，非参加群 3,048）	3 年間	自治体や社会福祉協議会などが実施するサロン活動	要支援・要介護リスク評価尺度3)	参加群：後期高齢者において，非参加群よりも要支援・要介護リスク点数 5 点以上の悪化を 46%抑制。
(31) 阿部，他 (印刷中)	1,239（参加群：158，非参加群：1,081）	1 年間	「元気応援くらぶ」（住民主体型の地域活動，体操，趣味など）	要支援・要介護リスク評価尺度3)	参加群：非参加群よりも 1 年後の要支援・要介護リスク点数の 3 点以上悪化を 28%抑制。

*：詳細は次ページからのリストを参照。

発症リスクや要介護認定を受けるリスクが低下[9],[17]，歌，楽器演奏，俳句などへの参加群で主観的健康感が改善[7]，スポーツ活動，趣味活動，茶話会などへの参加群で活動能力（IADL と知的能動性）が維持・改善[26]，住民主体型の地域活動（千葉県松戸市の「元気応援くらぶ」）では参加群の方が要支援・要介護認定を受けるリスクが抑制されていました[31]（表 5-8）。

註：精神疾患のスクリーニングを目的に開発され，精神的な問題の程度を表すために広く利用されている指標。

❹ どの指標で検証されている？

　参加群と非参加群を比較分析した9論文では，主観的健康感は8か月[7]，K6や活動能力（IADLや知的能動性）は1年間[10],[26]，要支援・要介護リスクは1～3年間[30],[31]，医療費や介護費は2～3年間[2],[20]，要介護認定は5年間[9]，認知症の発症は7年間[17]の追跡がなされ，各々効果があると報告されています（表5-8）。

　参加群だけを追跡して，変化をとらえた研究で使われていた指標では，身体機能（運動機能やIADL，JST版活動能力指標）や主観的健康感の指標で3か月～1年程度追跡すれば状態が改善したと報告していました[1],[8],[12],[23],[26],[28],[29]。

　そのほかに，口腔機能の改善は3か月の追跡[3],[6]，生活体力（motor fitness scale）[12]，主観的幸福感（Philadelphia geriatric morale scale）[12]，精神的自立性尺度（MPI）[12]は6か月以上追跡し，変化を検証することで有意に改善したと報告されています。

「通いの場」参加者を対象とした文献リスト

(1) 森山明，村崎ひとみ，鹿熊紀子（2002）：啓発的内容の介護予防教室と行動変容の関連．北陸公衆衛生学会誌，28（2）：103-105.

(2) 吉田裕人，藤原佳典，天野秀紀，熊谷修，渡辺直紀，李相侖，森節子，新開省二（2007）：介護予防事業の経済的側面からの評価　介護予防事業参加群と非参加群の医療・介護費用の推移分析．日本公衆衛生雑誌，54（3）：156-167.

(3) 貴島真佐子，糸田昌隆，伊藤美季子，大塚佳代子，川合清毅（2008）：大阪府介護予防標準プログラムにおける口腔機能向上の効果．日本口腔ケア学会雑誌，2（1）：15-22.

(4) 斉藤旭代，水沼久実，森鍵祐子，齋藤美華（2008）：新興住宅地域の後期高齢女性が住民主体による介護予防事業に参加することの意味．東北大学医学部保健学科紀要，17(2)：117-126.

(5) 豊田保（2008）：参加者の視点からみた高齢者「ふれあい・いきいきサロン」の意義．新潟医療福祉学会誌，8（2）：16-20.

(6) 貴島真佐子，糸田昌隆，伊藤美季子，田中信之（2009）：大阪府介護予防標準プログラムにおける口腔機能向上の効果（第2報）口腔機能および口腔衛生状況の変化．日本口腔ケア学会雑誌，3（1）：37-43.

(7) Ichida, Y., Hirai, H., Kondo, K., Kawachi, I., Takeda, T., Endo, H. (2013)：Does social participation improve self-rated health in the older population?　A quasi-experimental intervention study. *Social Science & Medicine*, 94：83-90.
doi：10.1016/j.socscimed.2013.05.006

(8) 永木知子，井上真紀，北嶋良子，梅原純子，平瀬達哉（2014）：長崎県雲仙市における「転ばんごとがんばらんば体操」を主体とした介護予防教室の効果　住民主体の取り組みに向けて．長崎理学療法，14：43-47.

(9) Hikichi, H., Kondo, N., Kondo, K., Aida, J., Takeda, T., Kawachi, I. (2015)：Effect of a community intervention programme promoting social interactions on functional disability prevention for older adults：propensity score matching and instrumental variable analyses, JAGES Taketoyo study. *Journal of Epidemiology and Community Health*, 69（9）：905-910.

(10) 今堀まゆみ，泉田信行，白瀬由美香，野口晴子（2016）：介護予防事業の身体的・精神的健康に対する効果に関する実証分析　網走市における高齢者サロンを事例として．日本公衆衛生雑誌，63（11）：675-681.

(11) 加藤真弓，鳥居昭久，高木智代，古川伊都子（2016）：介護予防を目的とした自主グループ活動の効果　5年後の体力測定結果から．愛知医療学院短期大学紀要，(7)：35-41.

(12) Fukasawa, M., Yamaguchi, H.(2016)：地域在住高齢者の健康増進に対するグループ活動の効果（Effect of group activities on health promotion for the community-dwelling elderly）. *Journal of Rural Medicine*, 11（1）：17-24.

(13) 白瀬由美香, 泉田信行（2016）：高齢者ふれあいサロンへの参加と外出行動　サロン参加者・非参加者の比較. 厚生の指標, 63（15）：14-19.

(14) 細川陸也, 伊藤美智予, 近藤克則, 尾島俊之, 宮國康弘, 後藤文枝, 阿部吉晋, 越千明（2016）：「健康交流の家」開設による健康増進効果の検証. 社会医学研究：日本社会医学会機関誌, 33（1）：59-69.

(15) 小澤多賀子, 田中喜代次, 栗盛須雅子, 清野諭, 小室明子, 大田仁史（2017）：高齢ボランティアによる介護予防体操の普及活動が要介護認定状況に及ぼす影響. 厚生の指標, 64（13）：9-15.

(16) 黒宮亜希子（2017）：ふれあい・いきいきサロンボランティアの自由記述にみる, サロン活動の効果実感について. 吉備国際大学保健福祉研究所研究紀要,（18）：25-27.

(17) Hikichi, H., Kondo, K., Takeda, T., Kawachi, I.（2017）：Social interaction and cognitive decline：Results of a 7-year community intervention. *Alzheimer's & Dementia：Translational Research & Clinical Interventions*, 3：23-32.

(18) 宮田莉英, 平野美千代, 佐伯和子（2017）：都市部在住高齢者の介護予防教室への参加意義と生活への認識の関連. 日本公衆衛生看護学会誌, 6（3）：249-257.

(19) 細川陸也, 近藤克則, 伊藤美智予, 宮國康弘, 水谷聖子, 後藤文枝, 阿部吉晋, 柘植由美, 半田裕子, 尾島俊之（2017）：「健康交流の家」の利用による健康への効果検証. 社会医学研究, 34（2）：93-102.

(20) Otsuki, T.（2018）：Older community residents who participate in group activities have higher daily physical activity levels and lower medical costs. *Asia Pacific Journal of Public Health*, 30（7）：629-634.
doi: 10.1177/1010539518806809；PMID：30338696

(21) 中垣内真樹, 野中愛弥, 引地優人, 浦谷創, 阿南祐也, 三本木温, 渡辺充代, 吉田ことえ（2018）：離島地域における高齢者サロンでの主たる活動内容の違いによる参加動機, 主観的健康効果への影響. 保健師ジャーナル, 74（5）：412-418.

(22) 平松喜美子, 川瀬淑子, 林健司, 吉川洋子, 山下一也（2018）：一次予防を目的とした高齢者介護予防教室の運動効果. 日本医学看護学教育学会誌,（26-3）：20-24.

(23) 丸山裕司（2019）：地域高齢者の健康づくり活動の支援　松山市ふれあい・いきいきサロンの取り組みを焦点に. *Wellness Journal*, 15（1）：3-8.

(24) 岩村真樹, 安藤卓, 大和洋輔, 梶本浩之, 新保健次, 何川渉, 熊田仁（2019）：通年開催の介護予防教室参加者におけるフレイル・サルコペニアの発生状況の調査とプレフレイルに関連する因子の検証　JST 版活動能力指標に着目して. ヘルスプロモーション理学療法研究, 8（4）：193-200.

(25) 林尊弘, 竹田徳則, 加藤清人, 近藤克則（2019）：通いの場参加後の社会参加状況と健康情報・意識に関する変化　JAGES 通いの場参加者調査. 総合リハビリテーション, 47（11）：1109-1115.

(26) Hosokawa, R., Kondo, K., Ito, M., Miyaguni, Y., Mizutani, S., Goto, F., Abe, Y., Tsuge, Y., Handa, Y., Ojima, T.（2019）：The effectiveness of Japan's community centers in facilitating social participation and maintaining the functional capacity of older people. *Research on Aging*, 41（4）：315-335.

(27) 一ノ宮実咲, 藤原真治, 市川哲雄, 後藤崇晴, 柳沢志津子, 白山靖彦（2020）：消滅可能性地域における後期高齢者の社会的フレイル傾向の実態と地域保健活動の可能性　美馬市木屋平の持続可能性に向けた通いの場の活用. 四国公衆衛生学会雑誌, 65（1）：69-75.

(28) 小畠拓治, 樫葉雅人, 谷口美香, 吉野徳子, 山本智恵, 清水多津子, 藤河勇気, 川村晃右（2020）：中山間部で生活する高齢者に対する健康教育が主観的健康統制感に与える影響. 日本看護学会論文集：ヘルスプロモーション,（50）：187-190.

(29) 二瓶健司，松本大典，増子健二郎，福元智子（2020）：要支援・要介護リスク評価尺度を用いた介護予防の取り組みに関する評価の検討. 福島県保健衛生雑誌，35：20-24.

(30) 田近敦子，井手一茂，飯塚玄明，辻大士，横山芽衣子，尾島俊之，近藤克則（2021）：「通いの場」への参加は要支援・要介護リスクの悪化を抑制するか—JAGES 2013-2016 縦断研究—. 日本公衆衛生雑誌（早期公開：2021 年 11 月 10 日）.

(31) 阿部紀之，井手一茂，辻大士，宮國康弘，櫻庭唱子，近藤克則（印刷中）：狭義の通いの場への1年間の参加による介護予防効果：JAGES 松戸プロジェクト縦断研究. 総合リハビリテーション，50（1）.

〔井上・鄭・井手〕

column ②

「通いの場」の効果やプロセス評価に関する相談・委託機関

「通いの場」の効果やプロセス評価に取り組んでいる機関の一つに，一般社団法人日本老年学的評価研究機構（Japan Agency for Gerontological Evaluation Study；JAGES 機構）があります。同機構は，学術研究プロジェクトとして 1999 年から 20 年以上続く日本老年学的評価研究（JAGES）を母体とし，学術的な立場から健康長寿社会づくりに寄与することを目指して，2018 年に設立されたシンクタンクです。

同機構は，中央省庁や全国の自治体から，「通いの場」などの介護予防の効果測定業務，地域診断・地域マネジメント支援業務，ヘルスケア領域におけるソーシャル・インパクト・ボンド(SIB) の第三者評価業務，保健師などの専門人材の研修，コンサルティング業務などを受託し，多大学・研究機関に分散する研究者のネットワークや一研究者ではできなかった，健康長寿・地域共生社会づくりに取り組んでいます。自治体が保有するデータの効果的な活用の提案から，「通いの場」の効果評価や地域診断を通した介護予防のための地域づくりまで，幅広くサポートします。

〔井上・鄭〕

◎問い合わせ先：

一般社団法人　日本老年学的評価研究機構

E-mail：jages-office@jages.net　　　URL：https://www.jages.net

引用・参考文献（[　]は閲覧日）

1) 源由理子（2020）：第 2 章　評価の 5 階層とプログラムセオリー. 山谷清志監修，源由理子，大島巌編著，プログラム評価ハンドブック—社会課題解決に向けた評価方法の基礎・応用—，晃洋書房，p.31-49.

2) 地域医療計画実践コミュニティー（RH-PAC）（2014）：RH-PAC 地域医療ビジョン／地域医療計画ガイドライン【PDCA サイクルと指標】.
〈http://www.pp.u-tokyo.ac.jp/HPU/seminar/2014-10-12/d/Guideline_F11.pdf〉[2021.11.1]

3) Tsuji, T., Kondo, K., Kondo, N., Aida, J., Takagi, D.(2018)：Development of a risk assessment scale predicting incident functional disability among older people：Japan Gerontological Evaluation Study. *Geriatr. Gerontol. Int.*, 18（10）：1433-1438.
〈https://doi.org/10.1111/ggi.13503〉[2011.11.1]

4) 斉藤雅茂，辻大士，藤田欽也，近藤尚己，相田潤，尾島俊之，近藤克則（2021）：要支援・要介護リスク評価尺度点数別の累積介護サービス給付費：介護保険給付実績の 6 年間の追跡調査より. 日本公衆衛生

雑誌（早期公開：2021 年 8 月 6 日）.
〈https://doi.org/10.11236/jph.21-056〉［2021.11.1］
〈https://www.jstage.jst.go.jp/article/jph/advpub/0/advpub_21-056/_article/-char/ja/〉［2021.11.1］

5) Satake, S., Senda, K., Hong, Y.- J., Miura, H., Endo, H., Sakurai, T., Kondo, I., Toba, K.(2016)：Validity of the Kihon Checklist for assessing frailty status. *Geriatr. Gerontol. Int.*, 16（6）：709-715.

6) Jeong, S., Inoue, Y., Kondo, K., Ide, K., Miyaguni, Y., Okada, E., Takeda, T., Ojima, T.(2019)：Correlations between forgetfulness and social participation：Community diagnosing indicators. *Int. J. Environ. Res. Pub. Heal.*, 16：2426.
doi：10.3390/ijerph16132426

7) 伊藤大介, 近藤克則 (2013)：要支援・介護認定率とソーシャルキャピタル指標としての地域組織への参加割合の関連 JAGES プロジェクトによる介護保険者単位の分析. 社会福祉学, 54（2）：56-69.

8) 伊藤大介, 斉藤雅茂, 宮國康弘, 近藤克則 (2019)：91 市区町における地域組織参加率と要支援・介護認定率の関連―地域組織の種類・都市度別の分析：JAGES プロジェクト―. 厚生の指標, 66（8）：1-8.

9) 井手一茂, 鄭丞媛, 村山洋史, 宮國康弘, 中村恒穂, 尾島俊之, 近藤克則 (2018)：介護予防のための地域診断指標―文献レビューと 6 基準を用いた量的指標の評価. 総合リハビリテーション, 46(12)：1205-1216.

10) 井手一茂, 宮國康弘, 中村恒穂, 近藤克則 (2018)：個人および地域レベルにおける要介護リスク指標とソーシャルキャピタル指標の関連の違い―JAGES 2010 横断研究―. 厚生の指標, 65（4）：31-38.

11) 渡邉良太, 辻大士, 井手一茂, 林尊弘, 斎藤民, 尾島俊之, 近藤克則 (2021)：地域在住高齢者における社会参加割合変化―JAGES 6 年間の繰り返し横断研究―. 厚生の指標, 68（3）：2-9.

12) Watanabe, R., Kondo, K., Saito, T., Tsuji, T., Hayashi, T., Ikeda, T., Takeda, T.(2019)：Change in municipality-level health related social capital and depressive symptoms：Ecological and 5-year repeated cross-sectional study from the JAGES. *Int. J. Environ. Res. Pub. Heal.*, 16（11）：2038.

13) 長嶺由衣子, 辻大士, 近藤克則 (2015)：市町村単位の転倒者割合と歩行者割合に関する地域相関分析―JAGES 2010-2013 連続横断分析より―. 厚生の指標, 62（12）：1-8.

14) Sato, K., Ikeda, T., Watanabe, R., Kondo, N., Kawachi, I., Kondo, K.(2020)：Intensity of community-based programs by longterm care insurers and the likelihood of frailty：Multilevel analysis of older Japanese adults. *Soc. Sci. Med.*, 245：112701.

15) 国立長寿医療研究センター (2020)：高齢者の感染予防と身体活動の重要性.
〈https://www.ncgg.go.jp/hospital/news/20200528.html〉［2021.11.1］

16) 木村美也子, 尾島俊之, 近藤克則 (2020)：新型コロナウイルス感染症流行下での高齢者の生活への示唆：JAGES 研究の知見から. 日本健康開発雑誌, 41（0）：3-13.

17) 近藤克則, 辻大士 (2017)：介護予防政策へのパーソナルヘルスレコード（PHR）の利活用モデルの開発. 国立研究開発法人日本医療研究開発機構パーソナル・ヘルス・レコード（PHR）利活用研究事業―平成 28 年度研究成果報告書―.

18) 北村優, 横山芽衣子, 辻大士, 大野孝司, 近藤克則 (2019)：通いの場は参加者の日常生活の歩数を増加させるか. 第 6 回日本地域理学療法学会学術大会資料.

19) 横山芽衣子, 北村優, 辻大士, 西口周, 近藤克則 (2019)：通いの場へ積極参加群で要介護リスクは低減するか：JAGES 長柄町プロジェクト. 第 60 回日本社会医学会総会資料.

20) 丸山佳子, 太田亜紀, 藤原美幸 (2019)：―神戸市の取り組み―ハイリスク地域における住民主体の介護予防サロン立ち上げ支援. 保健師ジャーナル, 75：833-838.

21) Rossi, Peter H., Lipsey, Mark W., Freeman, Howard E.(大島巌, 平岡公一, 森俊夫, 元永拓郎監訳) (2005)：プログラム評価の理論と方法―システマティックな対人サービス・政策評価の実践ガイド, 日本評論社.

22) 近藤克則, JAGES プロジェクト (2014)：健康格差と健康の社会的決定要因の「見える化」―JAGES 2010-11 プロジェクト. 医療と社会, 24：5-20.

23) 尾島俊之, JAGES プロジェクト (2014)：Urban HEART の枠組みを活用した介護予防ベンチマーク指標の開発. 医療と社会, 24：35-45.

24) 厚生労働省 (2019)：「一般介護予防事業等の推進方策に関する検討会」取りまとめ, 令和元年 12 月 13 日.
〈https://www.mhlw.go.jp/content/12300000/000576580.pdf〉［2021.11.1］

25) 荒井秀典, 山田実 (2019)：通いの場に関するエビデンス　通いの場への参加や運動プログラムの効果. 一般介護予防事業等の推進方策に関する検討会第 3 会資料.
〈https://www.mhlw.go.jp/content/12601000/000529366.pdf〉［2021.11.1］

26) Hikichi, H., Kondo, N., Kondo, K., Aida, J., Takeda, T., Kawachi, I.(2015)：Effect of community intervention program promoting social interactions on functional disability prevention for older adults：propensity score matching and instrumental variable analyses, JAGES Taketoyo study. *J. Epidemiol. Commun. Heal.*, 69（9）：905-910.

27) 加藤清人, 竹田徳則, 林尊弘, 平井寛, 鄭丞媛, 近藤克則 (2020)：介護予防制度改正による二次予防対象者割合の変化：複数市町データによる検討―JAGES 横断分析―. 地域リハビリテーション, 15：382-388.

28）厚生労働省：国民の健康の増進の総合的な推進を図るための基本的な指針.
〈https://www.mhlw.go.jp/bunya/kenkou/dl/kenkounippon21_01.pdf〉［2021.11.1］

29）井手一茂, 辻大士, 渡邉良太, 横山芽衣子, 飯塚玄明, 近藤克則（印刷中）：高齢者における通いの場参加と社会経済階層：JAGES 横断研究. 老年社会科学, 43（3）.

30）藤原佳典（2021）：令和 2 年度老人保健事業推進費等補助金老人保健健康増進等事業通いの場の効果検証に関する調査研究事業報告書.
〈https://www.tmghig.jp/research/info/cms_upload/f37ff63644acb96546e178a71cd5b377.pdf〉［2021.11.1］

31）細川陸也, 近藤克則, 伊藤美智予, 他（2017）：「健康交流の家」の利用による健康への効果検証. 社会医学研究, 34（2）：93-102.

32）Hosokawa, R., Kondo, K., Ito, M., *et al.*(2019)：The effectiveness of Japan's community centers in facilitating social participation and maintaining the functional capacity of older people. *Res. Aging*, 41（4）：315-335.

33）細川陸也, 伊藤美智予, 宮國康弘, 他（2020）：高齢者の「通いの場」づくりの取り組みとその効果 愛知県東海市の多目的交流施設「健康交流の家」の実践事例（第一回）健康交流の家の機能と利用による健康増進効果. 地域保健, 51（3）：52-59.

34）後藤文枝, 伊豫田しのぶ, 阿部吉晋, 他（2020）：高齢者の「通いの場」づくりの取り組みとその効果 愛知県東海市の多目的交流施設「健康交流の家」の実践事例（第三回）多機能の施設を合築したメリット　防災意識や多世代交流への相乗効果. 地域保健, 51（5）：60-66.

35）辻大士, 斉藤雅茂（2021）：ハイリスク者が多い重点支援対象地域への支援が, 高齢者における個人・地域レベルの健康指標に与える効果：3 年間の縦断研究と 8 年間の繰り返し横断研究. 令和 2 年度厚生労働科学研究費補助金（循環器疾患・糖尿病等生活習慣病対策総合研究事業）分担研究報告書（研究代表者：近藤克則. 社会経済格差による生活習慣課題への対応方策立案に向けた社会福祉・疫学的研究）.

36）辻大士, 髙木大資, 近藤尚己, 近藤克則（2017）：基本チェックリストと健診データを用いた縦断研究に基づく要支援・要介護リスク評価尺度の開発. 日本公衆衛生雑誌, 64：246-257.

37）厚生労働省：これからの介護予防.
〈https://www.mhlw.go.jp/file/06-Seisakujouhou-12300000-Roukenkyoku/0000075982.pdf〉［2021.11.1］

38）厚生労働省（2019）：これからの地域づくり戦略.
〈https://www.mhlw.go.jp/content/12301000/000490716.pdf〉［2021.11.1］

39）長嶺由衣子, 近藤克則（2019）：「地域づくり」を学ぼう！　介護予防を契機とした都市型地域づくりモデル「松戸プロジェクト」. *J. Clinical Rehabilitation*, 28（5）：468-472.

40）櫻庭唱子, 赤崎美冬, 亀田義人, 長嶺由衣子, 近藤克則（2019）：都市型介護予防モデルの開発 JAGES「松戸プロジェクト」の概要. 保健師ジャーナル, 75（8）：688-694.

41）松戸市：松戸市高齢者の元気応援・介護情報サイト.
〈https://www.city.matsudo.chiba.jp/matsudoeikiiki/event/seikaenki.html〉［2021.11.1］

42）阿部紀之, 井手一茂, 辻大士, 宮國康弘, 櫻庭唱子, 近藤克則（印刷中）：狭義の通いの場への 1 年間の参加による介護予防効果：JAGES 松戸プロジェクト縦断研究. 総合リハビリテーション, 50（1）.

43）塩谷竜之介, 井手一茂, 阿部紀之, 近藤克則（2020）：都市型介護予防モデルでは 1 年後の IADL 低下が少ない JAGES 松戸プロジェクト縦断研究. 第 79 回日本公衆衛生学会総会.

44）飯塚玄明, 近藤克則（2021）：都市型まちモデル「松戸プロジェクト」の取り組みとその成果. 公衆衛生情報, 50（10）：28-29.

45）岩沼市（2008）：岩沼市地域介護予防事業助成金交付要綱, 平成 20 年 3 月 13 日.
〈https://www.city.iwanuma.miyagi.jp/reiki_int/reiki_honbun/c211RG00000722.html〉［2021.11.1］

46）岩沼市（2017）：第 7 期（平成 30 年度〜32 年度）岩沼市高齢者福祉計画・介護保険事業計画, 平成 29 年 12 月.
〈https://www.city.iwanuma.miyagi.jp/kenko/kaigo/documents/pabukome_hukusijigyoukeikaku.pdf〉［2021.11.1］

47）岩沼市（2019）：岩沼市いきいき活動マップ, 平成 31 年 3 月.
〈https://www.city.iwanuma.miyagi.jp/kenko/kaigo/documents/ikiikimap.pdf〉［2021.11.1］

▶「通いの場」開催に当たってのチェックシート（第 2 章の 2）を参照）

◎ 「通いの場」開催時のチェックシート（運営者・リーダー用）

事前	☐	自分自身の**健康管理**（体温・体調のチェック）を行っている。
	☐	参加者の**体温・体調の確認**（**参加者名簿の作成・記録**）を行っている。
	☐	参加者への呼び掛け（「毎日体温を計測する」「症状がなくてもマスクを着用する」「水と石鹸でていねいな手洗いをする」）を行っている。 ※発熱などの症状がある場合には，参加の取りやめ。
	☐	市町村担当者などとの連携を行っている（参加しなくなった人の把握や参加の呼び掛けなど）。
当日	☐	マスクの着用・手洗い（アルコールによる手指消毒でもよい）を徹底している。
	☐	複数の人が触れる手すり，ドアノブ，テーブル，椅子などの消毒（塩素系漂白剤（次亜塩素酸ナトリウム 0.05％）やアルコールなどで）を行っている。
	☐	室内で開催する場合は，**1時間に2回以上の換気**を行っている。
	☐	参加者同士の間隔は，**互いに手を伸ばしたら手が届く範囲以上**あけている（できるだけ2m，最低1m）。
	☐	会話をする際は，**正面に立たないように**注意を促している。
	☐	文字（紙）や録音，マイクなどを活用するなど，**大きな声を出す機会を少なく**するよう工夫している。
体操あり	☐	マスクをつけて運動をする場合は，体への負荷が著しく大きくなりやすいため，**無理のないよう負荷を下げたり，休憩をとったり**などの配慮をしている。 注：公園など，屋外で人と十分な距離（2m以上）を確保できる場合は，マスクを外す。
	☐	熱中症予防のため，**こまめな水分補給や室温調整**などを行うよう気をつけている。
飲食あり	☐	**横並びで座る**などの座席の配置を工夫し，距離をとるように調整している。
	☐	大皿を避けて**個別に配膳**し，茶菓は**個別包装**されたものを用意している。
	☐	食器やコップ，箸などは，**使い捨て**にしたり，**洗剤でしっかりと洗ったり**している。

（厚生労働省：「新型コロナウイルス感染症に気をつけて通いの場に参加するための留意点」より改変・作成）

◎「通いの場」参加時のチェックシート（参加者用）

☐	体温の計測：＿＿＿℃（発熱や風邪の症状はない）。
☐	体調がよい（体調が悪いときは参加を控える）。
☐	マスクを着用する。
☐	こまめに手洗いをする（アルコールによる手指消毒でもよい）。
☐	他の人と距離をとる（互いに手を伸ばしたら手が届く範囲以上（できるだけ2ｍ，最低1ｍ）あける）。
☐	会話をするときは，正面に立たないようにする。
☐	マスクをつけて運動をする場合は，無理をせず，早めに休憩をとる。
☐	熱中症予防のため，こまめに水分補給をする。
☐	対面ではなく，横並びで座る（飲食中の会話はしない）。
☐	茶菓は個別包装されたものを選ぶ。
☐	食器・コップ・箸などは，ほかの人と共有しない。

（厚生労働省：「新型コロナウイルス感染症に気をつけて通いの場に参加するための留意点」より改変・作成）

索　引

編者紹介

■ こんどうかつのり
近藤克則

1983 年	千葉大学医学部卒業
	船橋二和病院リハビリテーション科科長などを経て,
1997 年	日本福祉大学助教授
2000 年	ケント大学カンタベリー校客員研究員
2003 年	日本福祉大学教授
現　在	千葉大学予防医学センター教授
	国立長寿医療研究センター部長
	日本老年学的評価研究機構代表理事
	日本福祉大学客員教授

主　著　『健康格差社会——何が心と健康を蝕むのか』(医学書院, 2005)
　　　　『健康格差社会への処方箋』(医学書院, 2017)
　　　　『研究の育て方——ゴールとプロセスの「見える化」』(医学書院, 2018)
　　　　『住民主体の楽しい「通いの場」づくり——「地域づくりによる介護予防」進め方ガイド』(編著, 日本看護協会出版会, 2019) ほか

「健康格差縮小を目指した社会疫学研究」で 2020 年度日本医師会医学賞を受賞

ポストコロナ時代の「通いの場」

2022 年 1 月 1 日　第 1 版第 1 刷発行　　　　　　　　　　　　　〈検印省略〉

編　者　こんどうかつのり
　　　　近藤克則
発　行　株式会社 **日本看護協会出版会**
　　　　〒 150-0001　東京都渋谷区神宮前 5-8-2　日本看護協会ビル 4 階
　　　　〈注文・問合せ／書店窓口〉TEL / 0436-23-3271　FAX / 0436-23-3272
　　　　〈編集〉TEL / 03-5319-7171
　　　　https://www.jnapc.co.jp
印　刷　三報社印刷株式会社

住民主体の楽しい「通いの場」づくり

「地域づくりによる介護予防」進め方ガイド

近藤克則 編
千葉大学／国立長寿医療研究センター／日本老年学的評価研究機構／日本福祉大学

日本老年学的評価研究（JAGES）
✚ 全国の市町村職員・住民の
ノウハウと知見を凝縮！

「地域づくりによる介護予防」の進め方の手順を，
豊富な実践・研究成果をもとに，具体的に解説。
準備から評価・分析までの各段階で，
「何をどうすればよいのか」がわかる！

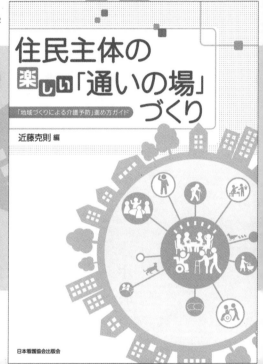

住民主体の楽しい「通いの場」づくり
「地域づくりによる介護予防」進め方ガイド
近藤克則 編
日本看護協会出版会

B5判／120頁／定価1,980円（本体1,800円＋税10%）
ISBN 978-4-8180-2187-7

本書では，住民主体の「通いの場」などを地域に増やし，外出目的や体を動かす機会や場，支え合いや居場所，役割などを地域にたくさんつくり出すことなどによって地域づくりを進める方法や手順を示しています。

原稿を書いたのは，JAGES に参加する市町村職員と研究者たちです。JAGES は，20 年にわたり全国の市町村と協働して，職員とともに「地域づくりによる介護予防」を試行錯誤してきました。その実践と研究から得られたノウハウや知見をちりばめた本書が，全国の地域づくりに役立つことを願っています。

編者序文より

主な内容

日本看護協会出版会

ご注文に関するお問い合わせはコールセンターまで▶▶▶
Tel. 0436-23-3271 Fax 0436-23-3272
ホームページ▶▶▶https://www.jnapc.co.jp

日本看護協会出版会 営
Twitterやってます